AF141377

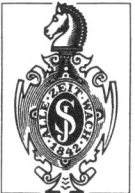

Der Harnwegsinfekt

Pathogenese, Diagnostik, Therapie

Herausgegeben von
K.-H. Bichler und J. E. Altwein

Mit 48 Abbildungen

Springer-Verlag
Berlin Heidelberg New York Tokyo

Professor Dr. KARL-HORST BICHLER
Ärztl. Direktor
Lehrstuhl und Abteilung für Urologie
Eberhard-Karls-Universität Tübingen
Calwer Straße 7
D-7400 Tübingen

Professor Dr. JENS E. ALTWEIN, FLA
Leitender Arzt der
Urologischen Abteilung
Bundeswehrkrankenhaus Ulm
Oberer Eselsberg 40
D-7900 Ulm

ISBN-13: 978-3-642-70643-1   e-ISBN-13: 978-3-642-70642-4
DOI: 10.1007/978-3-642-70642-4

CIP-Kurztitelaufnahme der Deutschen Bibliothek:

Der Harnwegsinfekt: Pathogenese, Diagnostik, Therapie/
hrsg. von K.-H. Bichler u. J. E. Altwein. –
Berlin; Heidelberg; New York; Tokyo: Springer, 1985.

NE: Bichler, Karl-Horst [Hrsg.]

Gesamtherstellung: Brühlsche Universitätsdruckerei, Gießen
2122/3130-543210

Mitarbeiterverzeichnis

Die Anschriften sind jeweils bei Beitragsbeginn angegeben

Altwein, J. E. 93

Bach, D. 56

Bauer, H. W. 24

Bichler, K.-H. 51, 84, 107

Brandis, M. 113

Bredt, W. 18

Busch, R. 9

Flüchter, St. H. 84

Halim, S. 51

Harzmann, R. 84

Haumer, M. 107

Huland, H. 9

Lange, H. 33

Madersbacher, H. 65

Mannhardt, W. 1

Naber, K. 119

Peter, K. 51

Peter, St. 42

Schulte-Wissermann, H. 1

Stockamp, K. 76

Thon, W. 93

Vorwort

An der Erkennung und Behandlung von Harnwegsinfekten bei Kindern und Erwachsenen sind eine Vielzahl von Ärzten verschiedener Disziplinen (Allgemeinmediziner, Urologen, Nephrologen, Pädiater, Gynäkologen, Internisten, Bakteriologen und andere) engagiert. Neuere Untersuchungsergebnisse aus klinischen Studien aber auch Erkenntnisse aus den theoretischen Wissensgebieten wie Bakteriologie, Immunologie und Pathologie haben Fortschritte insbesondere in der besseren Einteilung des Krankheitsbildes und der Ätiopathogenese (Virulenzfaktoren der Erreger, Abwehrmechanismus des Uroepithels u. a.) erbracht, die es letztendlich ermöglichen, eine differenzierte Therapie anzuwenden. Vor allem aber resultiert eine effektivere, weniger aufwendige Diagnostik. Die Einteilung in asymptomatische, symptomatisch-afebrile bzw. febrile Harnwegsinfekte ermöglicht einen rationelleren Einsatz diagnostischer Mittel wie Röntgen oder endourologische Abklärung. Hier sind neben Kostenfragen insbesondere Folgeerscheinungen der Untersuchungstechniken wie Strahlenbelastung und Traumatisierung, die die Anwendung dieser Mittel auf das unbedingt notwendige Maß reduzieren lassen.

Das vorliegende Buch soll den mit der Erkennung und Behandlung von Harnwegsinfekten beschäftigten Ärzten die Möglichkeit geben, den neuesten Stand der Ätiologie, Diagnostik und Therapie in übersichtlicher und nach Schwerpunkten selektierter Form aufnehmen zu können. Die Veröffentlichung ist entstanden aus einem in Tübingen abgehaltenen Seminar zu diesem Problem. Die Herausgeber möchten dem Springer Verlag und im speziellen Herrn Bergstedt für die Bereitschaft danken, das erarbeitete Wissensgut dieses Seminars einer größeren Leserschaft zugänglich zu machen.

Tübingen und Ulm
K.-H. BICHLER
J. E. ALTWEIN

Inhaltsverzeichnis

Immunpathogenese der Pyelonephritis

H. Schulte-Wissermann[1] und W. Mannhardt[1]

Fast regelmäßig läßt sich bei der Pyelonephritis eine spezifische Immunantwort gegen den verursachenden Erreger finden. Inwieweit jedoch die Immunantwort Entstehung und Verlauf der Pyelonephritis beeinflußt, ist bisher ungeklärt. In Analogie zu anderen Infektionen könnte angenommen werden, daß eine Verschiebung der Erreger-Wirt-Beziehung zu Gunsten eines virulenten Erregers die Niereninfektion begünstigt. Bei Etablierung der Infektion reagiert der Wirt zunächst mit einem Einstrom von Granulozyten; anschließend herrschen lymphatische Zellen vor, wobei sowohl T-Lymphozyten, die für verzögerte Immunreaktionen verantwortlich sind, als auch B-Lymphozyten und ihre Produkte (Antikörper) lokal nachweisbar sind.

Trotz Nachweis dieser Reaktionen und der damit verbundenen lokalen Entzündung führt nicht jede bakterielle Infektion zu pathologisch-anatomischen Läsionen des Nierengewebes. Die Gründe hierfür sind unklar. Tierexperimentelle Untersuchungen haben gezeigt, daß bei retrograder Infektion der Ratte 5×10^8 Keime zur Ausbildung einer Pyelonephritis notwendig sind. Bei direkter intrarenaler Injektion genügen andererseits 300 Keime [10]. Offenbar ist der Harntrakt gegen Infektionen sehr resistent; bereits minimale Läsionen des Nierengewebes begünstigen jedoch das Angehen einer Infektion und die Ausbildung pyelonephritischer Narben.

Obwohl die kontralaterale Niere in gleicher Intensität infiziert ist, weist sie dagegen keine Läsionen auf. Polyurische Ratten und Mäuse sind ebenfalls leicht infizierbar. Narben entwickeln sich hier allerdings selten [1, 5]. Die Pathomechanismen für die Entstehung der bakteriellen Infektion sowie für die Ausbildung renaler Läsionen sind daher offenbar unterschiedlicher Natur.

Zur Infektion befähigte Erreger müssen bestimmte Virulenzfaktoren aufweisen. Tabelle 1 zeigt am Beispiel von *E. coli*, daß bei Keimen, die Pyelonephritis (Py) verursachen können, bestimmte Virulenzfaktoren vorherrschen. Die Anhaftungsfähigkeit am Epithel ist bei Pyelonephritis-Keimen deutlich höher als bei Keimen, die eine asymptomatische Bakteriurie (ABU) verursachen. Bestimmte O-Antigene werden bei Pyelonephritis wesentlich häufiger gefunden. Das gleiche trifft für K-Antigene zu (z. B. K1 und K12), die durch Hemmung der Wirtsabwehr die Gewebsinvasion erleichtern. Schließlich sind Pyelonephritis-Keime überwiegend serumresistent, was das Überleben nach Gewebsinvasion erleichtert. Keime, die eine asymptomatische Bakteriurie verursachen, können dagegen

1 Mitglied des Sonderforschungsbereiches 107
Kinderklinik und Kinder-Poliklinik, Klinikum der Johannes-Gutenberg-Universität Mainz, Langenbeckstr. 1, D-6500 Mainz

Der Harnwegsinfekt
Hrsg. v. K.-H. Bichler und J. E. Altwein
© Springer-Verlag Berlin Heidelberg 1985

Tabelle 1. Virulenzfaktoren der Erreger (*E. Coli*). (Nach Svanborg-Edén 1981)

	Häufigkeit %		Pathogener Effekt
	Py	ABU	
Anhaftungsfähigkeit (adhesive capacity)	76	10	Assoziation mit Schleimhaut-Epithel
O-Antigen (1, 2, 4, 6, 7, 16, 18, 75)	80	31	Induziert Symptome
K-Antigen	50	27	Erleichtert Gewebsinvasion durch Hemmung der Phagozytose, der humoralen Immunresponz
Resistenz gegenüber bakterizidem Effekt von Human-Serum	96	30	Erleichtert Überleben (im Gewebe)

durch Serumfaktoren wie Komplement ohne Anwesenheit von Antikörpern eliminiert werden.

Die Adhärenz an das Uroepithel ist offenbar die wichtigste Voraussetzung für das Angehen einer Infektion. Die Keime können somit dem Spüleffekt der Miktion entgehen. Nach zahlreichen Untersuchungen in den letzten Jahren wird dieses Anhaftungsvermögen durch sog. Fimbrien bzw. Pili vermittelt [15]. Zwei Arten sind besonders charakterisiert worden: Mannose-sensible Pili vermitteln das Haften an Mucus, Mannose-resistente Pili an spezifischen Rezeptoren der Epithelzellen. Sussman [14] konnte zeigen, daß *E. coli*-Bakterien, die aus dem Urin infizierter Patienten gewonnen wurden, unterschiedlich mit Pili bestückt sind. Ein Viertel aller isolierten Stämme besitzen keinerlei Pili, drei Viertel der Bakterienstämme besitzen entweder Mannose-sensitive, Mannose-resistente oder beide Arten von Pili. Bei Patienten mit Pyelonephritis herrschen die Stämme mit Mannose-resistenten Pili eindeutig vor [14, 15]. Sussman konnte darüber hinaus demonstrieren, daß Keime mit Mannose-resistenten Pili signifikant vermindert phagozytiert werden. Diese Art von Pili stellt daher offenbar einen Virulenzfaktor dar.

Entstehen und Verlauf der Pyelonephritis mögen theoretisch auch durch die Intensität der Abwehrreaktion beeinflußt werden. In hohem Prozentsatz kann bei Pyelonephritis-Patienten eine systemische Antikörperantwort gegenüber dem infizierenden Erreger nachgewiesen werden, ganz gleich, welche Kriterien für die Level-Diagnose herangezogen werden, d. h. klinische Kriterien, Ureter-Katheterisation, bladder washout oder der antibody-coated-bacteria-Test [6]. Bei Infektionen im unteren Harntrakt ist die Rate der Antikörperantwort wesentlich geringer. Zwei Anmerkungen erscheinen hierzu wichtig:

1. Die Antikörperantwort hängt offenbar von der Menge des Antigens, d. h. von der Zahl der Bakterien ab. In der Regel können IgG- und IgM-Antikörper nachgewiesen werden.
2. Die Antikörperantwort ist vom O- bzw. K-Antigen des Keimes abhängig. Besonders Keime mit niedriger O-Zahl sind zur Immunisierung fähig, die Gegenwart von K-Antigenen moduliert die Immunantwort.

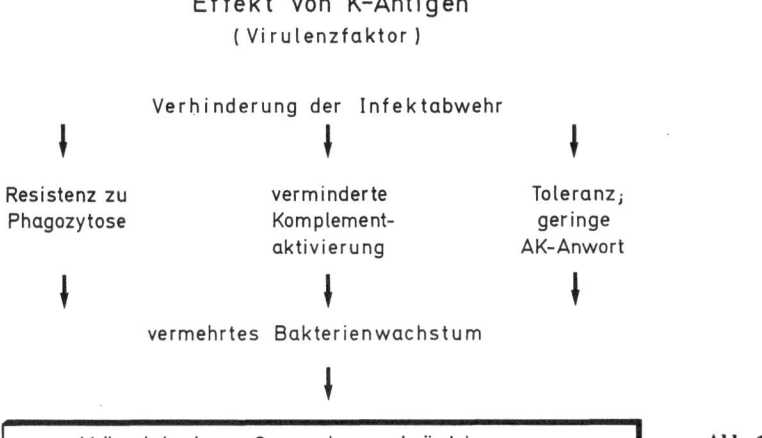

Abb. 1

Zusätzlich läßt sich auch eine lokale Antikörperantwort nachweisen. Auch hier ist die Antikörperantwort gegenüber O-Antigenen bei Pyelonephritis-Patienten am stärksten [13]. Sowohl sekretorisches IgA als auch IgG werden signifikant produziert. IgM-Antikörper spielen eine untergeordnete Rolle. Gegenüber der systemischen Immunantwort ist die lokale, d. h. im Urin nachweisbare Antikörperproduktion allerdings um mehrere Tage verzögert.

K-Antigene induzieren weitaus seltener eine Antikörperantwort. Abbildung 1 zeigt schematisch die Auswirkung dieses Virulenzfaktors auf die Abwehrfunktion des Organismus. Die Infektabwehr wird offenbar in mehrfacher Weise unterlaufen: Phagozytose, Komplementaktivierung und Antikörperantwort sind vermindert. Dies mag durch die starke negative Ladung der K-Antigene bedingt sein, möglicherweise aber auch durch den im Vergleich zu körpereigenen Substanzen wie Heparin und Gangliosid fast identischen strukturellen Aufbau des K-Antigens. Hieraus mag ein vermehrtes Bakterienwachstum mit nachfolgender Gewebsschädigung resultieren.

Lipid A ist dagegen in der Lage, eine Immunantwort zu induzieren. Lipid A stellt das endotoxische Prinzip des Gram-negativen Bakteriums dar und ist Teil des Lipopolysaccharidkomplexes. Die Bakteriensubstanz ist für eine Vielzahl von bekannten toxischen Reaktionen verantwortlich. Westenfelder konnte zeigen, daß Lipid A unabhängig von lebenden Keimen wochenlang im Interstitium der Niere persistieren und eine chronische interstitielle Nephritis induzieren kann [16]. Die Gewebsschädigung mag durch direkte toxische Wirkungen des Lipid A, durch unspezifische Komplementaktivierung sowie polyklonale und spezifische B-Zell-Stimulierung mit nachfolgender Antikörperproduktion verursacht sein (Abb. 2). In der Tat hat Mattsby-Baltzer bei Pyelonephritis-Patienten eine deutliche Antikörperantwort gegen Lipid A finden können [8]. Dieses Ergebnis wurde von Olling experimentell in pyelonephritischen Ratten bestätigt [11]. Eine Anti-Lipid A-Antwort ließ sich vor allem in den Tieren nachweisen, in denen sich Nie-

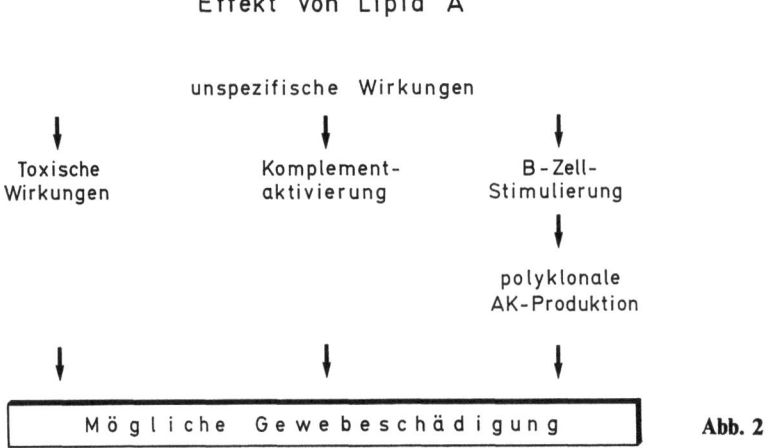

Abb. 2

renläsionen entwickelten. Tiere ohne Anti-Lipid A-Antikörper zeigten in der Regel keine oder nur geringe Narbenbildung.

Auf Grund dieser Ergebnisse muß die Frage gestellt werden, ob eine humorale Immunantwort schützend oder schädigend wirkt. Bei schützender Funktion muß die Entwicklung von pyelonephritischen Narben derart interpretiert werden, daß die produzierten Antikörper den hochaktiven Infektionsprozeß nicht mehr einzudämmen vermögen. Im Falle einer schädigenden Wirkung würden die sich im Interstitium ausbildenden Antigen-Antikörper-Komplexe über Entzündungsreaktionen zur Narbenbildung führen. In diesem Zusammenhang ist interessant, daß Patienten mit bereits ausgebildeten Narben niedrige Antikörperspiegel gegen Lipid A aufweisen [8]. Es könnte daher vermutet werden, daß der Organismus versucht, durch Verminderung der Immunreaktion die Nierenschädigung möglichst gering zu halten.

Ähnliches kann auch bei der Immunantwort gegen Tamm-Horsfall-Protein beobachtet werden [9]. Tamm-Horsfall-Protein ist ein Glykoprotein, das ausschließlich in dem aufsteigenden Teil der Henleschen Schleife lokalisiert ist. Seine Funktion ist bisher nicht geklärt; es mag in die Wasser- und Natriumchloridregulation der Niere involviert sein. Bei Läsion der Epithelzellen kann es in das Interstitium gelangen und dort als Autoantigen wirken.

Hoyer wies nach, daß sich im Interstitium Immunkomplexe mit Tamm-Horsfall-Protein ausbilden können, die zur Komplementaktivierung befähigt sind [7]. Aber auch im Serum von Patienten mit Harnwegsinfektionen können Antikörper gegen Tamm-Horsfall-Protein nachgewiesen werden [3]. Die höchsten Antikörperspiegel findet man bei Patienten mit Pyelonephritis bzw. refluxiven pyelonephritischen Nieren. Autosensibilisierung scheint daher zur pyelonephritischen Narbenbildung beitragen zu können. Ein solcher Pathomechanismus wird jedoch heute abgelehnt [7]. Denn während Patienten mit akuter Pyelonephritis ohne Nierenschädigung erhöhte Antikörperspiegel aufweisen, haben Patienten mit bereits entwickelten pyelonephritischen Narben sehr niedrige Antikörperspiegel gegen

Tamm-Horsfall-Protein [3]. Immunsuppression mag eine Rolle spielen, da die Patienten vor Ausbildung der Narben erhöhte Antikörperspiegel aufwiesen.

In diesem Zusammenhang ist interessant, daß eine humorale Immunantwort – zumindest zur anfänglichen Eindämmung der bakteriellen Infektion – offenbar nicht notwendig ist. Miller konnte zeigen, daß innerhalb der ersten 10 Tage nach Infektion in den Nieren von immundefizienten Nude-Ratten kein vermehrtes Keimwachstum gegenüber normalen Kontrollnieren besteht [9]. Cyclophosphamid-behandelte Ratten überwinden ebenfalls trotz verminderter Immunreaktion signifikant besser die Infektion als Normalratten [9]. Offenbar wird die Keimzahl im Gewebe nicht durch immunologische Mechanismen restringiert.

Da Immunantwort allgemein mit Schutz gleichgesetzt wird, erscheint dieser Befund zunächst überraschend. Auf Grund theoretischer Überlegungen darf jedoch die Immunantwort einen bestimmten Grad nicht überschreiten, da sonst das Nierenparenchym, in dem die Entzündungsreaktion abläuft, mitgeschädigt würde. In der Tat verfügt der Organismus über immunmodulatorische Regulationsmöglichkeiten innerhalb seines Immunsystems. Zelluläre und humorale Immunantworten unterliegen helfenden und supprimierenden Einflüssen bestimmter T-Zell-Subpopulationen und Makrophagen. Miller konnte zeigen, daß auch bei der Pyelonephritis immunsuppressive Effekte wirksam werden. Besonders Makrophagen von pyelonephritischen Tieren können die Funktion von T-Lymphozyten erheblich herabsetzen [9].

Zumindest z. T. ist hierfür die Produktion von Prostaglandinen verantwortlich, die in Makrophagen, aber auch in Nierenepithelien synthetisiert werden. Durch Zugabe von Indomethacin, einem Prostaglandin-Synthesehemmer, kann die Immunsuppression aufgehoben werden [12]. Welche Bedeutung dieser Immunsuppression zukommt ist unklar. Aber auch hier ist die Spekulation erlaubt, daß die Niere in bestimmten Situationen eine Immunreaktion nicht wünscht, da ansonsten die Überwindung der Infektion mit Destruktion von Nierengewebe erkauft wird.

Auch der günstige Verlauf bei immundefizienten Patienten, die in keiner Weise gehäuft an Harnwegsinfekten leiden, weist darauf hin, daß andere nicht immunologische Mechanismen bei der Abwehr von Harnwegsinfektionen involviert sein müssen. Werden Freiwilligen hohe Bakterienzahlen in die Blase injiziert, sind die Urine nach 72 Stunden steril, ohne daß eine Antikörperantwort nachgewiesen werden kann [2]. Dieser Effekt ist offenbar nicht allein auf die Miktion zurückzuführen; denn adhärente Bakterien sind nicht durch die Blasenentleerung zu eliminieren. Aus diesem Grunde wurde bereits vor 20 Jahren von Frau Cox im Bereich des Blasenepithels ein "bladder defense mechanism" postuliert [2]. Nach eigenen Untersuchungen mag in der Tat ein solcher Mechanismus existieren. Werden Keime eines pathogenen E. coli-Stammes nach Vermehrung in brain heart infusion agar auf Uroepithel-Zellen zugegeben, haften die Keime auf der Oberfläche der Epithelien auf Grund der ausgebildeten Pili. Unter Verwendung der Acridin-Orange-Färbetechnik, mit der lebende von toten Bakterien differenziert werden, können bereits nach einigen Minuten tote Bakterien auf der Epitheloberfläche gefunden werden. Dieser „Killing-Effekt" kann nicht mit toten Epithelien induziert werden. Zur genaueren Untersuchung eines inhibierenden Effektes des Uroepithels auf das Bakterienwachstum wurden 10^8/ml Bakterien eines *E. coli*-

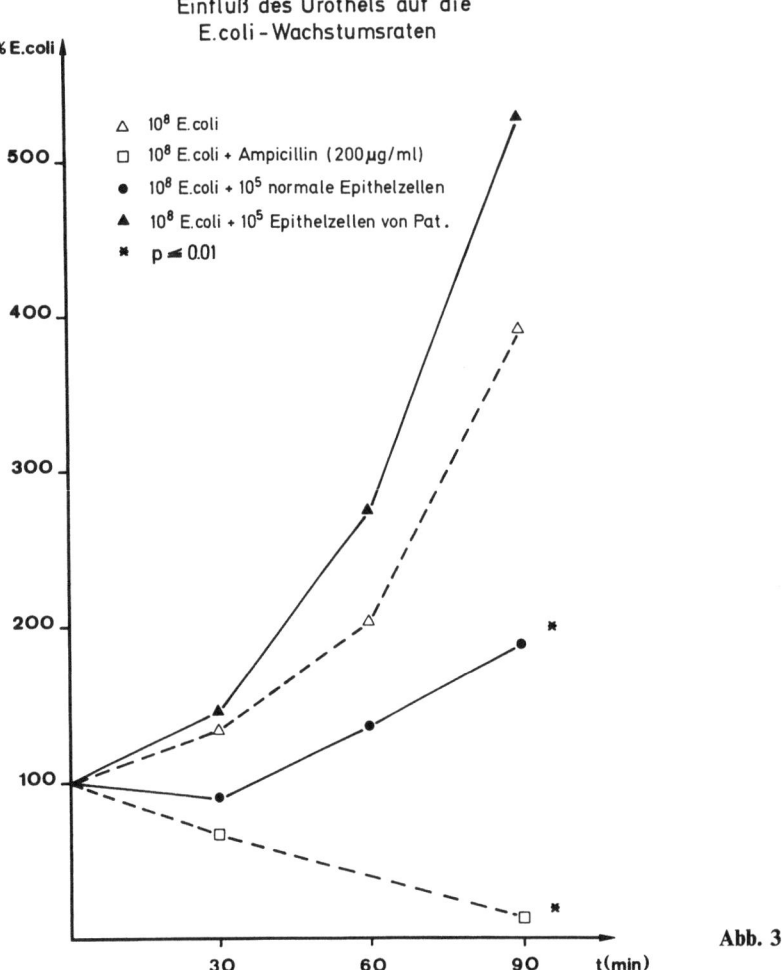

Abb. 3

Stammes mit Mannose-resistenten Pili in Medium (RPMI 1640 Medium) mit und ohne Zugabe von Epithelien inkubiert. 30–90 Minuten nach Inkubation wurden die Bakteriensuspensionen auf Müller-Hinton-Standardagar gegeben und die Kolonienzahlen 20 Stunden später ausgewertet (Bebrütung der Platten bei 37 °C). Abbildung 3 zeigt, daß ohne Zugabe von Epithelien eine typische logarithmische Vermehrung der Bakterien resultiert (Mittel aus 15 Versuchen). In den Kontrollversuchen, in denen zum Penicillin-empfindlichen Keim Ampicillin zugegeben wurde, nimmt die Keimzahl dagegen deutlich ab. Auch die Zugabe von 10^5/ml Blasenepithelien aus dem Morgenurin von gesunden Mädchen bzw. jungen Frauen unterdrückt signifikant das Keimwachstum. Mit Uroepithelien, die von Patienten mit rekurrierenden Infektionen kurz im Anschluß an eine Infektion gewonnen wurden – die Patienten standen nicht mehr unter antibiotischer Therapie und wiesen keinerlei urologische Veränderungen wie Reflux und Harntransportstörung auf –, kann die Vermehrungspotenz der Bakterien jedoch nicht unterdrückt werden. Diese Untersuchungen zeigen, daß normales Uroepithel über einen wachstumshemmenden Mechanismus verfügt, der bei Patienten mit rekurrierenden Harnwegsinfektionen nicht nachweisbar ist. Weitere Experimente zur Aufklärung des Wirkungsmechanismus werden z. Z. durchgeführt.

Trotz Aufklärung zahlreicher Einzelfaktoren bleibt die Pathogenese der Pyelonephritis insgesamt noch unklar. Im einzelnen sind zusammenfassend folgende Fakten bekannt:

a) Keime mit Virulenzfaktoren sind an der Entstehung der Pyelonephritis beteiligt.
b) Signifikante Antikörperspiegel sind gegen O-Antigen, Lipid A und Tamm-Horsfall-Protein vorhanden. Die lokale Antikörperproduktion erscheint verzögert.
c) Antikörperspiegel gegen Lipid A und Tamm-Horsfall-Protein sind nach Ausbildung pyelonephritischer Narben niedrig. Die Ursache der Narbenbildung ist bisher ungeklärt.
d) Zelluläre Immunreaktionen im Sinne der Suppression scheinen den Verlauf der Pyelonephritis zu beeinflussen.
e) Zumindest eine transitorische Verminderung des "bladder defense mechanism" begünstigt offensichtlich die Entstehung von Harnwegsinfektionen.

Literatur

1. Aronson M, Medalia O, Griffel B (1978) Enhanced resistance of the urinary tract. In: Kass EH, Brumfitt W (eds) Infections of the urinary tract. University of Chicago Press, Chicago, p 236
2. Cox CE, Hinman F Jr (1961) Experiments with induced bacteriuria, vesical emptying and bacterial growth on the mechanism of bladder defense to infection. J Urol 86:739
3. Fasth A, Jodal U (1982) Autoantibodies against Tamm-Horsfall glycoprotein. In: Schulte-Wissermann H (ed) Clinical, bacteriological, and immunological aspects of urinary tract infections in children. Thieme, Stuttgart New York, p 143
4. Fasth A, Bengtsson U, Kaijser B, Wieslander J (1981) Antibodies to Tamm-Horsfall protein associated with renal damage and urinary tract infections in adults. Kidney Int 20:500
5. Freedman LR (1967) Experimental pyelonephritis. XIII. On the ability of water diuresis to induce susceptibility to E. coli bacteriuria in the normal rats. Yale J Biol Med 39:255
6. Holmgren J, Smith JW (1975) Immunological aspects of urinary tract infection. Prog Allergy 18:289
7. Hoyer JR (1980) Tubulointerstitial immune complex nephritis in rats immunized with Tamm-Horsfall protein. Kidney Int 17:284
8. Mattsby-Baltzer I, Claesson I, Hanson LA, Jodal U, Kaijser B, Lindberg U, Peterson H (1981) Antibodies to Lipid A during urinary tract infection. J Infect Dis 144:319
9. Miller T, Marshall E (1982) Cell-mediated immune mechanisms in renal infection. In: Schulte-Wissermann H (ed) Clinical, bacteriological, and immunological aspects of urinary tract infections in children. Thieme, Stuttgart New York, p 163
10. Miller TE, Robinson KB (1973) Experimental pyelonephritis: a new method for inducing pyelonephritis in the rat. J Infect Dis 127:307
11. Olling S, Mattsby-Baltzer I (1982) Histopathology and Anti-Lipid A antibodies in experimental pyelonephritis in rats. In: Schulte-Wissermann H (ed) Clinical, bacteriological, and immunological aspects of urinary tract infections in children. Thieme, Stuttgart New York, p 55

12. Smith JW (1982) Role of suppressor cells in experimental pyelonephritis. In: Schulte-Wissermann H (ed) Clinical, bacteriological, and immunological aspects of urinary tract infections in children. Thieme, Stuttgart New York, p 172
13. Sohl Akerlund A, Ahlstedt S, Hanson LA, Jodal U (1979) Antibody responses in urine and serum against E. coli O antigen in childhood urinary tract infection. Acta Pathol Microbiol Scand [C] 87:29
14. Sussman M, Abraham SN, Parry SH (1982) Bacterial adhesion in the host-parasite relationship of urinary tract infection. In: Schulte-Wissermann H (ed) Clinical, bacteriological, and immunological aspects of urinary tract infections in children. Thieme, Stuttgart New York, p 103
15. Svanborg-Eden C, Leffler H, Lomberg H (1982) The importance of bacterial attachment for urinary tract infection. In: Schulte-Wissermann H (ed) Clinical, bacteriological, and immunological aspects of urinary tract infections in children. Thieme, Stuttgart New York, p 94
16. Westenfelder M, Galanos C, Madsen PD (1975) Experimental Lipid A-induced nephritis in the dog. Invest Urol 5:337

Ätiologie von Harnwegsinfekten

H. HULAND und R. BUSCH [1]

In den letzten 8 Jahren haben wir ambulant 212 Patientinnen mit Harnwegsinfekten langfristig betreut. Wir haben dabei alle 4–6 Wochen unabhängig von der Symptomatik Urinkulturen abgenommen. Die meisten dieser Patientinnen hatten mehr als 3 positive Urinkulturen pro Jahr. Rezidivierende, d. h. stets neue Harnwegsinfekte lagen bei 96% der Patientinnen vor, nur bei 4% fanden wir Hinweise für eine persistierende Bakteriurie. Dies konnten wir durch genauere Identifizierung der *E. coli*-Bakterien durch Serotypisierung nachweisen sowie durch engmaschige bakteriologische Kontrollen, die uns zeigten, daß in den Infektintervallen die Urinkulturen wiederholt steril waren. Die Patienten mit rezidivierenden Infekten waren alle weiblichen Geschlechts. Diese einfachen Zahlen zeigen, womit wir es in Hinblick auf die Ätiologie von Harnwegsinfekten zu tun haben. Das Hauptproblem stellen quantitativ gesehen Frauen mit rezidivierenden Harnwegsinfekten dar. Über die Ätiologie dieser Infekte soll zunächst referiert werden, danach über die Frage der persistierenden Bakteriurie.

Die wichtigste Frage ist: *Was verursacht die Anfälligkeit für rezidivierende Harnwegsinfekte bei Frauen?* Viele Anomalien des Harntrakts sind in den letzten Jahrzehnten für eine Infektanfälligkeit bei Frauen verantwortlich gemacht worden: In den 50er Jahren war es die Blasenauslaßobstruktion; in den 60er Jahren der vesiko-ureterale Reflux; und in den letzten 10 Jahren die Urethraenge oder der Lyonsche Ring. Die pathophysiologische Basis für diese Sicht der Dinge geht zurück auf die Untersuchungen von Cox und anderen [2, 4, 12], die zeigen konnten, daß normale und infektanfällige Frauen in nahezu 100% eine Besiedlung der distalen Harnröhre mit gramnegativen Keimen zu jedem Zeitpunkt haben. Aus diesem Befund schlossen sie, daß der "noninfected state" der gesunden Frau nicht dadurch aufrecht erhalten wird, daß keine Keime präsent seien, sondern vielmehr dadurch, daß die normale Blase eine natürliche Abwehr gegen diese Keime besitzt. In der Tat konnten sie an 4 freiwilligen Probanden zeigen, daß nach Inokulation von über 10^7 gramnegative Keime in die Blase der Harntrakt innerhalb von 72 Stunden steril wird [3]. Es wurden 2 Komponenten des Abwehrmechanismus der gesunden Blase beschrieben:

1. Die restharnfreie Entleerung durch einen guten, ungestörten Miktionsstrahl.
2. Einen Blasenabwehrmechanismus, der wahrscheinlich der Blasenschleimhaut, weniger dem Urin zuzusprechen ist [3, 16].

In Hinblick auf den vesiko-ureteralen Reflux als mögliche Ursache rezidivierender Harnwegsinfekte hat dann die kinematographische Untersuchung gezeigt, daß die restharnfreie Entleerung der Blase bei Refluxpatienten nicht gegeben ist.

---

1 Urologische Klinik der Universität Hamburg, Martinistr. 52, D-2000 Hamburg 20

Der Harnwegsinfekt
Hrsg. v. K.-H. Bichler und J. E. Altwein
© Springer-Verlag Berlin Heidelberg 1985

Tabelle 1. Heilungsrate rezidivierender Harnwegsinfekte nach erfolgreicher Antirefluxplastik

Literatur	Zahl der Patienten (männlich)	Prozentuale Heilungsrate der Harnwegsinfekte
Hutch, J. A. et al. [17]	140 (41)	69
Scott, J. E. S. [31]	87 (23)	86
Williams, D. J., Eckstein, H. B. [39]	276 (108)	86 (36)
Moormann, J. G. et al. [26]	156 (51)	90
Hendren, H. [11]	409	73

Aus den erweiterten Harnleitern fließt nach der Miktion infizierter Urin in die Blase zurück. Dies ist der Grund, warum Hinman und andere amerikanische Autoren schreiben konnten: "A successful antireflux operation sterilize the urine [16]". Eine Heilungsrate von 80–90% von Patienten mit rezidivierenden Harnwegsinfekten nach erfolgreicher Antirefluxplastik untermauerte diese pathophysiologischen Vorstellungen (Tabelle 1) [11, 17, 26, 31, 39].

Es fällt schwer, gegen diese Arbeiten zu argumentieren. Dennoch halten sie einer kritischen Prüfung nicht stand. Keine dieser Arbeiten repräsentiert eine kontrollierte, randomisierte Studie und keine dieser Arbeiten berücksichtigt den natürlichen Krankheitsverlauf rezidivierender Harnwegsinfekte bei Frauen. So sind z. B. in allen Studien bis zu 30% Männer enthalten, deren Harnwegsinfekte bekannterweise nach dem 3.–4. Lebensjahr nicht mehr rezidivieren. Die Forderung nach einer kontrollierten, randomisierten Studie wird aber weit mehr unterstrichen durch die Beobachtungen von Kunin [21–23].

Kunin hatte gezeigt, daß Patientinnen mit rezidivierenden Harnwegsinfekten nach jeder medikamentösen Therapie in 20% der Fälle keine weiteren Harnwegsinfekte mehr bekommen; zumindest aber eine langjährige Remission in Hinblick auf die Harnwegsinfektanfälligkeit erfahren. Dies unabhängig davon, ob sie einen Reflux haben oder nicht. In Hinblick auf die Antirefluxplastik als Sanierung der rezidivierenden Harnwegsinfektanfälligkeit bedeutet dies, daß sie verglichen werden muß mit der Harnwegsinfektanfälligkeit solcher Patienten, bei denen noch ein Reflux besteht. Fair u. Govern [5] verglichen den natürlichen Krankheitsverlauf rezidivierender Harnwegsinfekte in 3 Gruppen von Patienten, solchen ohne Reflux, solchen mit Reflux und solchen nach erfolgreicher Antirefluxplastik und fanden in allen 3 Kollektiven eine identische Remissionsrate entsprechend der „Kuninschen Zahlen". Wir konnten dies an den gleichen 3 Patientenkollektiven bestätigen, wenn wir die Infektanfälligkeit nicht gegen die Anzahl der Behandlungen, sondern gegen die Zeit auftrugen (Abb. 1). Um diesen Punkt noch deutlicher zu machen: Wir haben 22 konsekutive weibliche Patientinnen mit nachgewiesener Infektanfälligkeit nach erfolgreicher Antirefluxplastik engmaschig bakteriologisch kontrolliert und fanden bei fast allen ein Persistieren der Infektanfälligkeit (Abb. 2, [14]). Das bedeutet nichts anderes, als daß der natürliche Krankheitsverlauf rezidivierender Harnwegsinfekte durch einen Reflux oder durch eine Beseitigung eines Refluxes nicht geändert wird. Der Reflux kann demnach nicht für die Infektanfälligkeit verantwortlich sein. Eine 70%ige Heilungsrate rezidivierender Harnwegsinfekte durch eine Antirefluxplastik kann man nach den Kuninschen

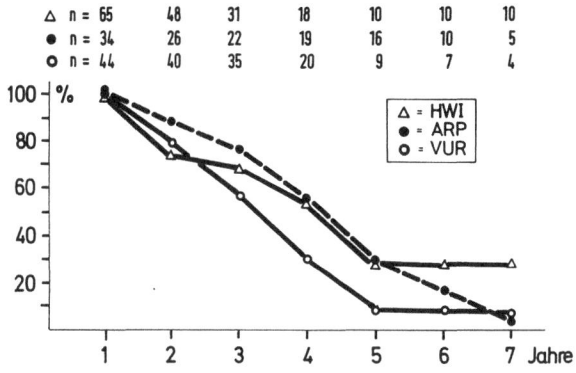

Abb. 1. Infektanfälligkeit pro Zeiteinheit von 65 Patientinnen mit Harnwegsinfekten (*HWI*). 34 Patientinnen mit Harnwegsinfekten nach Antirefluxplastik (*ARP*) und 44 Patientinnen mit Harnwegsinfekten und vesiko-ureteralem Reflux (*VUR*)

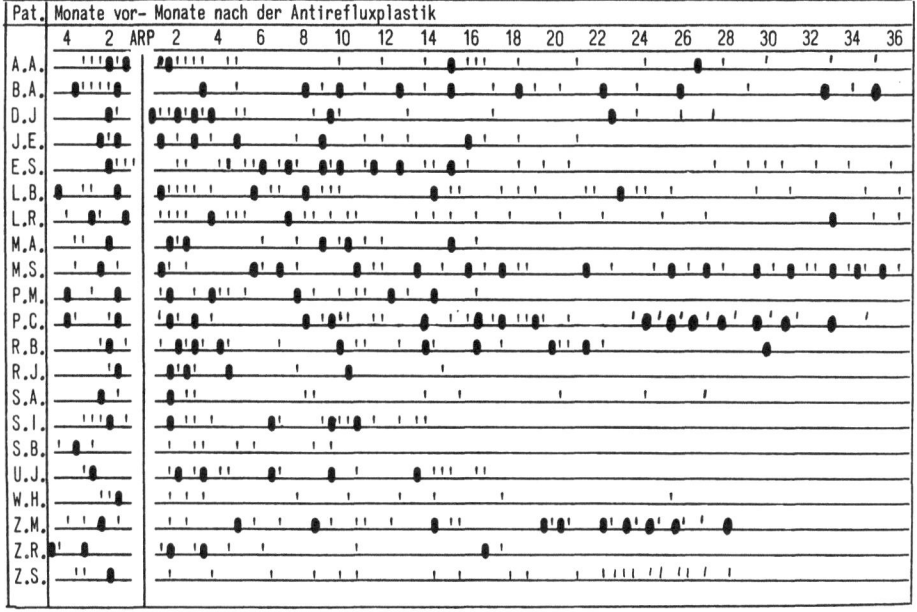

Abb. 2. Harnwegsinfekte vor und nach erfolgreicher Antirefluxplastik bei 22 Patientinnen mit Harnwegsinfekten. I = sterile Urinkulturen, ● = signifikante Bakteriurie

Daten auch am grünen Tisch produzieren, in dem man eine 20%ige Remissionsrate präoperativ durch stets erfolgte antibiotische Therapie annimmt, hinzu eine weitere 20%ige Remissionsrate postoperativ postuliert, da alle diese Patienten nach der Operation Antibiotika erhalten und wenn man dazu die 30% Jungen addiert, die in all den Kollektiven enthalten sind.

Ergebnisse von Smith und Lyon und vielen anderen zeigen, daß das Urethrakaliber die Anfälligkeit für rezidivierende Harnwegsinfekte beeinflußt (Tabelle 2;

Tabelle 2. Ergebnisse der Urethradilatation und Urethrotomia interna bei der Behandlung rezidivierender Harnwegsinfekte

Literatur	Zahl der Patienten	Behandlung	Heilungs-rate (%)
Lyon u. Tanagho [25]	117	Dilatation bei 32 F	70
Graham et al. [9]	177	Dilatation bei 30 F	61
Weiss et al. [38]	168	Dilatation bei 32 F	77
Lyon u. Marshall [24]	586	Dilatation bei 32 F oder Antirefluxplastik	90
Kerr et al. [20]	59 Adults		
Urethrotomia 40 F	78		
	53 Kinder	Urethrotomia 30–32 F	87
Halverstadt u. Leadbetter [10]	85	Urethrotomia	80
Immergut u. Wahmann [18]	77	Urethrotomia	84
Vermillion et al. [37]	106	Urethrotomia max. 30 F	78

[9, 10, 18, 20, 24, 25, 37, 38]). Die gleiche Kritik, die in Hinblick auf die Antirefluxplastik als Therapeutikum rezidivierender Harnwegsinfekte diskutiert wurde, gilt auch für diese Publikation. Hinzu kommt, daß sorgfältige Kalibrierung der Urethra bei Kindern verschiedener Altersgruppe mit und ohne Harnwegsinfekte gezeigt hat, daß diesbezüglich kein Unterschied besteht [1, 8, 18]. Wenn überhaupt, dann ist die Harnröhre infektanfälliger Mädchen weiter als die von Gesunden. Daraufhin postulierte Lyon einen Reflexmechanismus induziert durch den sog. Lyonschen Ring, der sich auf eine angebliche Urethraenge im distalen Bereich bezieht. Wenn man jedoch den natürlichen Krankheitsverlauf rezidivierender Harnwegsinfekte bei infektanfälligen Mädchen vor und nach einer Urethrotomia interna ansieht und dies auf der Basis regelmäßiger Urinkontrollen tut, so findet man wie in der eigenen Arbeitsgruppe keine Änderung dieser Harnwegsinfektanfälligkeit durch eine Urethrotomia interna (Abb. 3; [1]).

Man möchte sarkastisch zusammenfassen, obwohl tausende von Kindern operiert worden sind, um die Infektanfälligkeit zu beeinflussen, ist unseres Wissens bisher keine Studie bekannt, die bewiesen hat, daß sich der natürliche Krankheitsverlauf rezidivierender Harnwegsinfekte durch eine dieser genannten Operationen beeinflussen läßt. Hinzufügen möchten wir, daß einer von uns (R. B.) sorgfältig Kinder verschiedener Altersgruppen mit rezidivierenden Harnwegsinfekten urodynamisch untersucht hat und die Ergebnisse mit denen von Kindern ohne Harnwegsinfekten verglichen hat. Er findet keinen Unterschied in Hinblick auf den Harnfluß, den maximalen Miktionsdruck, Detrusoraktivität oder Detrusor-Sphincter-Dyssynergismus in diesen beiden Kollektiven. Somit muß erneut die eingangs gestellte Frage aufgeworfen werden, was unterscheidet Frauen, die harnwegsinfektanfällig sind von gesunden Kontrollgruppen?

Es gibt heute keinen Zweifel – und viele Studien haben dies wiederholt gezeigt –, daß gramnegative Bakterien, die rezidivierenden Harnwegsinfekte auslösen, aus dem Keimreservoir des Enddarms stammen. In den Jahren 1970–1972 haben Stamey und seine Mitarbeiter verschiedene Arbeiten publiziert, die zeigen, daß einer Bakteriurie bei einer Frau immer eine Kolonisierung des vaginalen Introitus

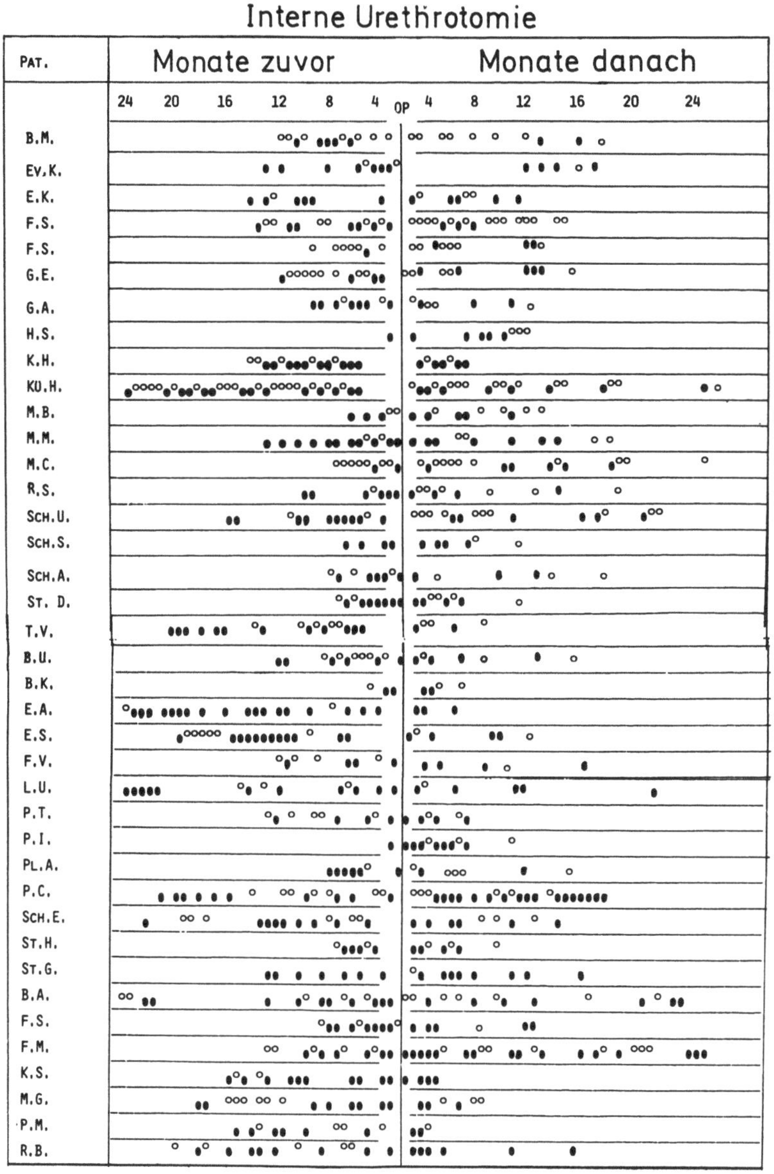

Interne Urethrotomie

PAT.	Monate zuvor							Monate danach					
	24	20	16	12	8	4	OP	4	8	12	16	20	24

Abb. 3. Harnwegsinfekte vor und nach Urethrotomia nach Otis bis 32 Ch. bei 39 Patientinnen.
O = sterile Urinkulturen, ● = signifikante Bakteriurie

mit dem Keim vorausläuft, der später den Harnwegsinfekt auslöst (diese Daten sind in seinem Buch [32] zusammengefaßt). Weit wichtiger ist jedoch die Beobachtung seiner Arbeitsgruppe, daß Frauen, die eine Harnwegsinfektanfälligkeit haben, sich von gesunden Kontrollen durch die periurethrale Keimkolonisation deutlich unterscheiden. Diese Beobachtung ist u. E. so wichtig, daß wir sie im Detail wiedergeben möchten. Stamey studierte sorgfältig die Kolonisation bei 20 gesunden weiblichen Frauen mit wöchentlichen Periurethralabstrichen über 10 Wochen. Er verglich die Ergebnisse mit denen von Patienten mit Harnwegsinfektanfälligkeit. Bei den letzteren nahm er wiederholt Periurethralabstriche in den Intervallen zwischen 2 Harnwegsinfekten ab. Bei gesunden Frauen fand er im Gegensatz zu Cox nur in 24% eine Besiedlung mit gramnegativen Keimen, im Gegensatz zu 56% bei den Infektanfälligen. Darüber hinaus zeigte er, daß die Keimbesiedlung bei gesunden Frauen außerordentlich niedrige Keimzahlen aufweist und nur kurzfristig besteht. Bei Infektanfälligen findet er hochsignifikante Keimzahlen und ein langfristiges Persistieren dieser Keime im Introitus der Vagina. Er und seine Arbeitsgruppe stellte daraufhin die kritische Frage: Wenn signifikante, gramnegative Keimzahlen so gut wie nie die Blase bei gesunden Frauen erreichen, dann sind alle Abwehrmechanismen wie unkomplizierter Harnstrahl, wie Restharn, wie Blasenabwehrmechanismus von akademischem Interesse, auch wenn sie existieren und noch so sorgfältig wie etwa der Antimucosafaktor studiert worden sind [27, 29, 37]. Dann ist in Hinblick auf die Ätiologie rezidivierender Harnwegsinfekte die entscheidende Frage: Was ist verantwortlich für das Überleben von Bakterien in der Vaginalschleimhaut erkrankter Frauen, was verhindert eine signifikante Kolonisation in der Vaginalschleimhaut gesunder Frauen?

Stamey und seine Gruppe fanden keinen signifikanten Unterschied trotz ausgedehnter Studien in den beiden Gruppen im Vaginalsekret in Hinblick auf pH, Oestrogenaktivität, vaginaler Flora, Leukozyten, Glykogensynthese, Glykogenanalyse, antimikrobielle Faktoren, Elektrolyte oder Bakteriozide [33]. Der auch heute noch eindeutigste biologische Unterschied in den beiden Kollektiven (gesunde Frauen/infektanfällige Frauen) ist die unterschiedliche Bakterienadherenz gramnegativer Bakterien an die Vaginalepithelien. Wenn Vaginalepithelzellen wiederholt gewachsen werden, so kann man sie von Laktobazillen, Staphylokokkus epidermis und gramnegativen Bakterien freiwachsen. Inkubiert man sie dann mit einem häufigen gramnegativen Erreger (z. B. einen E. coli O 6 Keim), so findet man eine geringe Keimadherenz an die Epithelien gesunder Frauen, jedoch eine signifikant höhere an die Epithelzellen von infektanfälligen Frauen [7]. Diese Befunde wurden inzwischen von verschiedenen Arbeitsgruppen in Stockholm, Göteburg und Chicago reproduziert [19, 30, 35, 36]. Schaeffer fand darüber hinaus ein ähnliches unterschiedliches Verhalten beider Gruppen, wenn man Schleimhautzellen der Mundhöhle nimmt. Inzwischen gibt es eine kaum mehr übersehbare Literatur über die Bakterienadherenz. Die Bemühungen richten sich im Augenblick auf die Frage, ob die erhöhte Bakterienadherenz Ausdruck eines Host-Defektes oder Ausdruck einer besonderen Virulenz bestimmter E-Coli-Keime darstellt. Organellen, die die Bakterienadherenz vermitteln, wie Pili oder Fimbrien sowie deren Rezeptoren werden z. Z. identifiziert, um den Pathomechanismus der Adherenz aufzudecken und um möglicherweise irgendwann einmal gezielt gegen die Strukturen zu vakzinieren, die eine Adherenz ermöglichen. In dieser Übersichtsarbeit soll hierauf nicht eingegangen werden. Es ist lediglich das Ziel klarzumachen, daß die Anfälligkeit für rezidivierende Infekte bei Frauen kein anatomisches, urodynamisches, mechanisches, mithin kein chirurgisches Problem ist, sondern offenbar ein biologisch immunologisches Problem.

Das Gegenteil trifft für die wenigen Fälle zu (wenig im Vergleich zu dem Anteil der rezidivierenden Infekte), bei denen ein Keimherd vorliegt, der persistieren-

Tabelle 3. Korrigierbare urologische Erkrankungen, die eine Bakterienpersistenz und rezidivierender Harnwegsinfekte verursachen können

1. Infektsteine	8. Einseitige Markschwammniere
2. Chronisch bakterielle Prostatitis	9. Infizierter Ureterstumpf
3. Unilateral infizierte atrophische Niere	10. Infizierter Urachuscyste
4. Vesiko-vaginale und vesiko-intestinale Fistel	11. Infizierter Nierenkelch
5. Ureterduplex und ectoper Ureter	12. Papillennekrose
6. Fremdkörper	13. Paravesikaler Abszeß mit Fistel in die Blase
7. Urethral-Divertikel und infizierte paraurethrale Drüsen	14. Infizierte Bartholinsche Drüse

de Infektionen unterhält. Die Liste der Erkrankungen, die dies verursachen können, ist in Tabelle 3 angegeben. Bis auf die ersten beiden Punkte sind alle Erkrankungen sehr selten. Wie selten wirkliche Erregerpersistenzen im Vergleich zu rezidivierenden Infekten sind, soll am dritten Beispiel der Tabelle 3 der pyelonephritischen Narbe noch einmal verdeutlicht werden. Selbst wenn die Kombination wiederholt positiver Urinkulturen und pyelonephritische Narbe oder gar Schrumpfniere vorliegt, handelt es sich in den meisten Infekten nicht um eine Keimstreuung, sondern um rezidivierende Keimaszensionen. Wir haben in Hamburg bakteriologische Lokalisationsstudien bei solchen Patienten mit pyelonephritischen Narben durchgeführt. Hierzu benutzten wir den Blasenauswaschtest nach Fairley [6]. Dabei wird die Blase mit sterilem Waschwasser keimfrei gespült und der durch die keimfrei gespülte Blase laufende Ureterenurin in mehreren 10-Minutenportionen aufgefangen. In einigen Fällen wendeten wir auch den Stamey-Test an [34], wobei nach Keimfreispülung der Blase 2 Ureterenkatheter gelegt werden, über die dann Ureterenurin getrennt gesammelt wird. 57 Patienten mit pyelonephritischen Narben unterschiedlichen Ausmaßes und wiederholter positiver Urinkultur wurden wiederholt bakteriologisch lokalisiert. Nur bei zweien dieser 57 Patienten lag eine ausschließlich supravesikale Bakteriurie vor, d. h. eine Infektbeteiligung der Nieren. Nur bei diesen beiden ist es sehr wahrscheinlich, daß eine Keimstreuung aus den Nieren erfolgt [13]. Dies entspricht unserer Erfahrung, die wir bei Patienten mit pyelonephritischen beidseitigen Schrumpfnieren haben: 18 von 42 solcher Patienten hatten eine positive Urinkultur während der Zeit, in der sie auf eine Transplantation warteten. Nur 8 dieser 18 hatten dabei eine supravesikale Bakteriurie im Blasenauswaschtest nach Fairley und Ureterenkatheterismustest nach Stamey [15].

Das bedeutet, daß selbst in dieser hoch selektionierten Gruppe von Patienten mit wiederholten positiven Urinkulturen und pyelonephritischen Schrumpfnieren nur eine Minorität Hinweise für eine persistierende Bakteriurie hat. Lokalisationsstudien sind außerordentlich hilfreich diese zu identifizieren. Nur sie sollten einer chirurgischen Behandlung zugeführt werden.

Literatur

1. Busch R, Huland H, Köllermann MW, Scherf H (1982) Does internal urethrotomy influence susceptibility to recurrent urinary tract infection? Urology 20:134
2. Cox CE (1966) The urethra and its relationship to urinary tract infection. The flora of the normal female urethra. South Med J 59:621
3. Cox CE, Hinman F Jr (1961) Experiments with induced bacteriuria, vesical emptying and bacterial growth on the mechanism of bladder defense to infection. J Urol 86:739
4. Cox CE, Lacy SS, Hinman F Jr (1968) The urethra and its relationship to urinary tract infection II. The urethral flora of the female with recurrent urinary infection. J Urol 99:632
5. Fair WR, Govern DE (1976) Influence of vesico-ureteral reflux on the response to treatment of urinary tract infections in female children. Brit J Urol 48:111
6. Fairley KF, Bond AG, Brown RB, Habersberger P (1967) Simple test to determine the site of urinary tract infection. Lancet II:427
7. Fowler JE, Stamey TA (1977) Studies of introital colonisation in women with recurrent urinary tract infections VII. The role of bacterial adherence. J Urol 117:472
8. Gillenwater JY, Harrison RB, Kunin CM (1979) Natural history of bacteriuria in school girls: a long-term case control study. N Engl J Med 301:396
9. Graham JB, King LR, Kropp KA, Uehling DT (1967) The significance of distal urethral narrowing in young girls. J Urol 97:1045
10. Halverstadt DB, Leadbetter GW (1968) Internal urethrotomy and recurrent urinary tract infections in female children I. Results in the management of infections. J Urol 100:297
11. Hendren WH (1971) A ten year experience with ureteral reimplantation in children. In: Kincaid-Smith P, Fairley KJ (eds) Renal infection and renal scarring. Mercedes Publishing, Melbourne, Australia, p 269
12. Hinman F Jr (1966) Mechanisms for the entry of bacteria and the establishment of urinary infection. J Urol 96:516
13. Huland H, Busch R (1984) unveröffentlichte Mitteilung
14. Huland H, Scherf H, Köllermann MW (1978) Zur Infektanfälligkeit des Harntraktes nach erfolgreicher Antirefluxplastik. Urologe [Ausg A] 17:282
15. Huland H, Gonnermann D, Clausen C (1983) Bacterial localization in patients with end stage renal disease to avoid bilateral nephrectomy before renal transplantation. J Urol 129:915
16. Hutch JA, Miller ER, Hinman F Jr (1963) Vesicoureteral reflux. Am J Med 34:338
17. Hutch JA, Smith DF, Osborne R (1968) Review of a series of uretero-vesico plastics. J Urol 100:285
18. Immergut MA, Wahmann GE (1968) The urethral caliber of female children with recurrent urinary tract infection. J Urol 99:189
19. Källenius G, Winberg J (1978) Bacterial adherence to periurethral epithelial cells in girls prone to urinary tract infections. Lancet II:540
20. Kerr WS, Leadbetter GW, Donahue J (1966) An evaluation of internal urethrotomy in female patients with urethral or bladder neck obstruction. J Urol 95:218
21. Kunin CM (1968) Emergence of bacteriuria, proteinuria, and symptomatic urinary tract infections among a population of school girls followed for 7 years. Pediatrics 41:968
22. Kunin CM (1970) The natural history of recurrent bacteriuria in school girls. N Engl J Med 282:1443
23. Kunin CM, Deutscher R, Paquin AJ (1964) Urinary tract infections in school children. An epidemiologic clinical and laboratory study. Medicine 43:91
24. Lyon RP, Marshall S (1971) Urinary tract infections and difficult urination in girls: long-term followup. J Urol 105:314
25. Lyon RP, Tanagho EA (1965) Distal urethral stenosis in little girls. J Urol 93:379
26. Moormann JG, Burwick P, Kemper K (1970) Antirefluxoperation, Indikation und Ergebnisse. Urologe [Ausg A] 9:241
27. Parsons CL (1982) Prevention of urinary tract infection by the exogenous glycosamino-glycan sodium pentosanpolysulfate. J Urol 127:167
28. Parsons CL, Mulholland SG (1978) Bladder surface mucin. Its antibacterial effect against various bacterial species. Am J Pathol 93:423

29. Parsons CL, Shrom SH, Hanno PM, Mulholland SG (1978) Bladder surface mucin. Examination of possible mechanisms for its antibacterial effect. Invest Urol 16:196
30. Schaeffer AJ, Jones JM, Dunn JK (1981) Association of in vitro Escherichia coli adherence to vaginal and buccal epithelial cells with susceptibility of women to recurrent urinary tract infections. N Engl J Med 304:1062
31. Scott JES (1969) Results of anti-reflux surgery. Lancet II:68
32. Stamey TA (1972) Urinary infections. Williams and Wilkins Co, Baltimore
33. Stamey TA (1980) Pathogenesis and treatment of urinary tract infections. Williams and Wilkins Co, Baltimore
34. Stamey TA, Pfau A (1963) Some functional, pathologic, bacteriologic, and chemotherapeutic characteristics of unilateral pyelonephritis in men. II. Bacteriologic and chemotherapeutic characteristics. Invest Urol 1:162
35. Svanborg-Edén C, Hanson LA, Jodal U, Lindberg U, Akerlund AS (1976) Variable adherence to normal human urinary tract epithelial cells of Escherichia coli strains associated with various forms of urinary tract infections. Lancet II:490
36. Svenborg-Edén C, Janson GL, Lindberg U (1979) Adhesiveness to urinary tract epithelial cells of fecal and urinary Escherichia coli isolates from patients with symptomatic urinary tract infections or asymptomatic bacteriuria of varying duration. J Urol 122:185
37. Vermillion CD, Halverstadt DB, Leadbetter GW (1971) Internal urethrotomy and recurrent urinary tract infection in female children II. Long-term results in the management of infections. J Urol 106:154
38. Weiss JM, Dykhuizen RF, Sargent CR, Tandy RW Jr (1968) Urinary tract infections in girls I. A computerized analysis of urethral stenosis. J Urol 100:513
39. Williams DJ, Eckstein HB (1965) Surgical treatment of reflux in children. Brit J Urol 37:13

Das Erregerspektrum und seine Erkennung

W. BREDT [1]

Das *Erregerspektrum* bei Harnwegsinfektionen hat sich im Prinzip nicht wesentlich verändert. Dies gilt insbesondere für den „klassischen" Infekt. Hinzugekommen sind die bekannten Verschiebungen durch Vorbehandlung etc. besonders im urologischen Bereich, aber auch Erweiterungen durch eine verbesserte Diagnostik, die anspruchsvolle Keime besser erfaßt.

Das allgemeine Spektrum bei fieberhaften Harnwegsinfekten sieht noch immer so aus, wie in Tabelle 1 am Beispiel eines kleineren Krankenhauses dargestellt: *Escherichia coli* ist der dominierende Keim, gefolgt von anderen Arten. Die pathogene Bedeutung der Enterokokken ist dabei nicht ganz unumstritten, aber sie sind jedenfalls häufig in signifikanter Keimzahl vorhanden. Auch die Resistenzverhältnisse haben sich, mit Ausnahme des Ampicillins, nicht wesentlich geändert (Tabelle 2).

Eine aufgeschlüsselte Betrachtung für Kliniken und Praxis liegt aus unserem Material nur für März 1979 vor (Tabelle 3). Bei der Spalte „Praxis" fehlen die Urologen völlig, da bei uns aus diesem Bereich keine Einsendungen kommen. Die Zahlen zeigen die bekannten Verschiebungen bei Krankenhäusern aller Art. Besonders deutlich wird dies bei der urologischen Universitätsklinik, die statt der fehlenden 40% *E. coli* breitgestreut mehr andere Keimarten aufweist. Erstaunlicherweise ist *Pseudomonas aeruginosa* weniger an dieser Verschiebung beteiligt, auch Serratia finden wir kaum. Dies mag eine Folge entsprechender strikter hygienischer Maßnahmen sein. Bei der auffälligen Zahl sonstiger Pseudomonas-Arten kann es sich um exogene Infektionen aus Spülflüssigkeit oder ähnlichem handeln.

Tabelle 1. Isolierungen aus Urinproben, mittl. Krankenhaus, 129 Stämme (1983)

Art	%
Escherichia coli	75
Enterokokken	6
Klebsiella	5
Proteus mirabilis	4
Serratia	3
(Staph., Pseudomonas, Enterobacter, Citrobacter etc.)	7

1 Institut für Allgemeine Hygiene und Bakteriologie, Zentrum für Hygiene, Universität Freiburg, D-7800 Freiburg

Der Harnwegsinfekt
Hrsg. v. K.-H. Bichler und J. E. Altwein
© Springer-Verlag Berlin Heidelberg 1985

Tabelle 2. Empfindlichkeit von *E. coli* in einem mittleren Krankenhaus (Anfang 1983)

Resistenz in %	n = 100	
	1983	1979
Ampicillin	29	14
Cephalothin	22	6
Cefamandol	2	
Cefotaxim	0	
Tetracyclin	21	30
Gentamycin	3	3
Cotrimoxazol	11	8
Nitrofurane	4	
Pipemidsäure	1	

Tabelle 3. Keimspektrum im Untersuchungsgut des Institutes, März 1979 (Urine)

Keimart (%)	Praxis	Kr. haus	Univ. K.	Urol. K.
E. coli	68,3	60,8	49,8	30
Enterokokken	9,3	10,5	12,3	16
P. mirabilis	8,0	4,2	8,1	12
Klebsiella	2,7	7,0	3,6	5
P. aeruginosa	1,3	2,8	5,6	4
Pseudomonas sp.	–	1,4	2,1	6
Staph. coag. neg.	1,3	1,4	6,8	11
S. aureus	1,3	0,7	2,3	9

Tabelle 4. Infektionen in Urologie

Eigenständige Infektionen ohne erkennbar verursachende Störung (Pyelonephritis, Genitalinfekte)
Infektionen als Folge einer primären Störung
a) „natürlich" z. B. Steinbildung, Reflux
b) nach Eingriffen z. B. Katheter, Operation

Die Aufstellungen sind nicht nach klinischen Angaben aufzuschlüsseln, da diese meist fehlen. Überlegungen zum Erregerspektrum bei einem vorliegenden Infekt müssen daher beim behandelnden Arzt von weiterer klinischer Differenzierung ausgehen (Tabelle 4).

Einmal kann es sich um einen Infekt ohne erkennbare anatomische oder sonstige Ursache handeln. Zum anderen können begünstigende Momente vorliegen: Die Infektion beruht auf Steinbildung, einem anatomischen Hindernis, im Urogenitaltrakt befindet sich ein potentieller Streuherd u. a. m. Bei Sondersituationen, z. B. immunsupprimierten Patienten nach Nierentransplantation, muß auch mit ungewöhnlichen Erregerarten gerechnet werden, z. B. Listerien.

Tabelle 5. Mögliche Erreger bei „sterilem Harnwegsinfekt" u. a.

Anspruchsvolle aerobe Keime
Mycobacterium tuberculosis
Mycoplasma hominis, Ureaplasma urealytium
Chlamydia trachomatis
Anaerob wachsende Keime
Zellwand-defekte Varianten

Tabelle 6. Beziehung zwischen Herkunft der Stämme und Anzahl der Virulenzfaktoren bei *E. coli* (nach Svanborg-Eden et al.: Adhesion of Escherichia coli in
urinary tract infection. In: Ciba Foundation Symposium 80, Pitman Medical,
London 1981)

Patienten mit	Zahl der nachgewiesenen Virulenzfaktoren (%)				
	4	3	2	1	0
Akuter Pyelonephritis	28	44	23	5	0
Asymptomat. Bakteriurie	0	10	33	35	22
Faekale E. coli	2	17	42	36	3

Virulenzfaktoren bei *E. coli:* O-Antigen, K-Antigen, Adhärenz-Mechanismen,
Serumresistenz

Diese vorgenannte Unterscheidung ist auch aus einem anderen Grunde sinnvoll. Bei der ersten Gruppe sind erneute Infekte in ca. 80% Reinfektionen mit anderen Erregern, nur etwa 20% echte Rezidive mit dem gleichen Stamm. Bei der
zweiten Gruppe kann es häufiger zu Rezidiven kommen, weil hier die Chemotherapie in der Regel weniger erfolgreich ist. Hier können z. B. aus infizierten Steinen
immer wieder die gleichen Stämme auftauchen.

Eine deutliche Erweiterung des Erregerspektrums ist bei der Klärung mancher
sog. „steriler Pyurien" zu verzeichnen (Tabelle 5). Neben der klassischen Tuberkulose sollten hier auch anspruchsvollere und langsam wachsende Erreger wie
Laktobazillen, Anaerobier, Mykoplasmen und Chlamydien in Betracht gezogen
werden. Die zuletzt genannte Art wird insbesondere als Erreger beim sog. Urethralsyndrom der Frau diskutiert.

Der hohe Anteil insbesondere von *E. coli* an den Harnwegsinfekten war in den
letzten Jahren Gegenstand intensiver Untersuchungen. Es hat sich gezeigt, daß
ganz verschiedene Virulenzfaktoren zusammenwirken müssen. Vor allem werden
diskutiert die Struktur des O-Antigens, also der Lipopolysaccharide, die Kapsel-
antigene, Adhärenzmechanismen, die Serumresistenz und neuerdings auch das
Hämolysin. Die Aufstellung von Svanborg-Eden (Tabelle 6) läßt es zumindest
möglich erscheinen, daß bei akuten symptomatischen Harnwegsinfekten mehrere
dieser Faktoren zusammenkommen müssen. Nach neueren genetischen Untersuchungen ändern sich bei Escherichia coli wahrscheinlich mit einer relativ hohen
Frequenz bestimmte Eigenschaften, z. B. seine Adhärenzfähigkeit. Ursache sind
Insertionselemente in der DNS, die wie Schalter fungieren und bestimmte Gene
an- oder umschalten. Das geschieht teilweise schon bei jeder tausendsten Zelle,

so daß sich solche Keime sehr schnell wechselnden Anforderungen anpassen können und deshalb zu einer hohen Infektions- und Erkrankungsrate führen. Ähnliche Vorgänge sind inzwischen auch für andere Erregerarten, z. B. Gonokokken, beschrieben worden.

Die *Erkennung* der Erreger – zweiter Teil des Titels – hat sich ebenfalls nicht grundsätzlich geändert. Alle Keimarten, die auf einfachen Nährböden wachsen, werden mit der üblichen Urindiagnostik im Labor erfaßt und lassen sich auch auf Eintauchnährböden anzüchten. Diese Nährböden sind aber nicht für Sputum, Nasenabstriche, Blutkulturen oder ähnliches geeignet. Leider kommen solche Fälle immer wieder vor. Die Differenzierung sollte in der Regel bei rezidivierenden Infekten bis zur Art hinunter durchgeführt werden, also *Enterobacter cloacae* und nicht nur Gattung *Enterobacter*. Vor übertriebener Abhängigkeit von Differenzierungssystemen muß dabei gewarnt werden, manchmal kommt es sonst bei Fehlen entsprechender mikrobiologischer Kenntnisse zu recht seltsamen Ergebnissen. Die unkritische Verwendung solcher Systeme kann leicht zu einem „Erregerspektrum Roche", einem „Spektrum Minitek" oder einem „Erregerspektrum API" etc. führen. In einer Zeitschrift berichtete kürzlich ein Urologe über sein Erregerspektrum, das auch 2% Shigellen enthielt. Solche Fehler werden nicht bemerkt, weil die Praxisbakteriologie häufig ein in sich geschlossenes System bildet, das meist keiner Qualitäts- und Plausibilitätskontrolle unterliegt.

Für einen evtl. notwendigen längeren *Transport* ist noch immer Kühlung notwendig, oder besser werden Eintauchnährböden verwendet. Der Nachweis von antimikrobieller Aktivität im Urin ist sehr wesentlich. Bei Nativurin ist dies kein Problem, bei der Verwendung von Eintauchnährböden sollte ein winziger Tropfen Urin noch im Gefäß verbleiben. Im nachfolgenden Beitrag wird Ihnen ein entsprechendes neues Verfahren für die Praxis vorgestellt. Der Nachweis von derartiger Aktivität ist nicht nur für die Beurteilung eines evtl. Keimwachstums von Bedeutung. In seltenen Fällen kann man damit auch solche Patienten erkennen, die eine Abneigung gegen Tabletten haben und auf diese Art einen scheinbar therapieresistenten Infekt produzieren.

Bei klinisch begründeten Pyelonephritis-Verdacht, aber negativem Befund in der normalen Untersuchung, muß auch an die erwähnten anspruchsvolleren Keime gedacht werden. Im Idealfalle sollte das Problem mit dem Mikrobiologen besprochen werden, zumindest aber muß hier eine *native* Urinprobe, möglichst Punktionsurin, mit entsprechenden klinischen Angaben ins Labor gelangen. Auf keinen Fall dürfen Eintauchnährböden verwendet werden.

Die erwähnten Virulenzeigenschaften der Keime können derzeit noch nicht sinnvoll in die Diagnostik aufgebaut werden. Wir erfassen also noch immer nur einige biochemische Marker der betreffenden Art, die speziellen Eigenschaften des jeweils vorliegenden Stammes, die vielleicht für die klinische Symptomatik und Prognose wichtig sind, bleiben uns noch unbekannt. Dies könnte sich in absehbarer Zeit ändern.

Häufigstes *Untersuchungsmaterial* ist noch immer der Mittelstrahlurin. Dabei sollte nicht vergessen werden, daß auch bei korrekt entnommenem Material bei weiblichen Patienten die diagnostische Sicherheit eines signifikant positiven Befundes nur etwa 80% beträgt. Erst eine zweite Untersuchung mit *gleichem* Ergebnis bringt die Zuverlässigkeit auf 95%. Außerdem muß beachtet werden, daß bei

Tabelle 7. Interpretation der Urinkultur in Kenntnis von

- Symptomatik und klinischem Befund
- Zeitpunkt der Urinabnahme
- Art der Entnahme
- Vorbehandlung (Chemotherapie)
- Art der Untersuchung
- Keimart
- Mono- oder Mischinfekt

Mittelstrahlurin Mehrfachinfektionen immer auf eine Kontamination verdächtig sind. Hier ist ebenfalls eine Kontrolle zu empfehlen. Katheterurine sind deutlich weniger geworden, offensichtlich hat sich auch der Invaginationskatheter nicht durchgesetzt. Die sicherste Aussage erlaubt natürlich der Blasenpunktionsurin, seine Gewinnung wird jedoch ausschließlich von der klinischen Indikation bestimmt. Bei größeren Untersuchungszahlen stoßen wir auch hier allerdings gelegentlich auf Keimgemische in niedrigen Zahlen, die auf eine mögliche retrograde Kontamination aus der Urethra hinweisen. Punktionsurin sollte möglichst immer nativ untersucht werden, die Verwendung von Eintauchnährböden ist hier nur ein Notbehelf.

Bei Verdacht auf Urethralsyndrom sollte auch ein Urethralabstrich in Betracht gezogen werden. Dazu werden spezielle Transportmedien benötigt, hierfür sollte mit dem Labor Kontakt aufgenommen werden.

Aus der Sicht des Mikrobiologen sieht der wünschenswerte Untersuchungsgang folgendermaßen aus: In der ersten Phase *Screening* mit Eintauchnährboden, evtl. auch mit mikrobiologischem Präparat. Nächster Schritt bei klinischem Verdacht oder auffälligem Screening-Befund die *gezielte mikrobiologische Untersuchung.* Verwendbar sind die Eintauchkultur von Schritt 1 oder nativer Urin. Hier interessieren Keimart, Keimzahl, Mono- oder Mischinfektion, Hemmstoffgehalt. Bei *begründetem Verdacht* folgt gegebenenfalls die Wiederholungsuntersuchung des Mittelstrahlurins oder die Blasenpunktion. Hierher gehören auch Spezialuntersuchungen. Schließlich folgt dann die *Verlaufskontrolle,* evtl. unter Therapie, spätestens aber 3–5 Tage danach, später in größeren Abständen.

Ein letztes kritisches Stadium der Untersuchung ist die Bewertung. Der mikroskopische und kulturelle Urinbefund gibt ja nur die Situation im Urin zum Zeitpunkt der Untersuchung wieder. Der Mikrobiologe kann schon eine Vorbeurteilung treffen, z. B. eine physiologische Keimflora als solche angeben oder Mehrfachinfektionen mit drei oder mehr Keimarten nicht weiter verarbeiten. Aber nur der behandelnde Arzt kann die Bedeutung eines Befundes insbesondere im Grenzbereich beurteilen (Tabelle 7). Er muß dabei nicht nur den *klinischen Befund* in Betracht ziehen und z. B. wissen, daß vielleicht eine Zystitis mit niedrigen Keimzahlen vorliegt. Er muß vor allem den Zeitpunkt der Urinabnahme berücksichtigen. Wenn kein Morgenurin gewonnen wurde, können auch andere Keimzahlen signifikant sein. Er muß die *Art der Entnahme* kennen und wissen, wie zuverlässig die notwendigen Bedingungen eingehalten wurden. Ein mikrobiologischer Hinweis auf Kontamination ist häufig die geringgradige Beimengung von

Keimen der physiologischen Flora zu einer signifikanten Zahl einer potentiell pathogenen Keimart. Die *Vorbehandlung* spielt eine Rolle, niedrige Keimzahlen unter Therapie sind anders zu bewerten als beim unbehandelten Patienten. *Art und Qualität der mikrobiologischen Untersuchung* sollten berücksichtigt werden, die *Keimart*, aber auch die Frage *Mono- oder Mischinfekt*. Hinter letzterem kann sich entweder eine Kontamination oder auch ein Hinweis auf einen massiven Infekt mit einer Grundstörung verbergen.

Beim rezidivierenden Harnwegsinfekt ist der bakteriologische Befund nur ein Parameter von vielen, der beachtet zu werden muß. Wenn er jedoch in die Diagnostik einbezogen wird, dann sollte von der Materialentnahme bis zur Interpretation alles getan werden, damit wirklich eine zuverlässige Aussage zustande kommt.

Moderne Schnelltests
zur Diagnose von Harnwegsinfekten

H. W. Bauer [1]

Mikroskopie und Teststreifenuntersuchung

Das wichtigste Ausgangsmaterial für die diagnostischen Maßnahmen beim Harnwegsinfekt ist der Urin. Hierbei nimmt die Bestimmung von Leukozyten und Erythrozyten eine zentrale Stelle ein.

Die quantitative Analyse einer Urinprobe nach der Methode von Stansfeld
und Webb, der zufolge der unzentrifugierte Urin in einer Zählkammer untersucht
wird, dauert etwa 8–10 Minuten. Um verläßliche Befunde zu erzielen und einen
Fehler von $+/-10\%$ nicht zu überschreiten, müssen entsprechend dem Poisson-
schen Gesetz mindestens 100 Zellen gezählt werden. Dies bedeutet z. B., daß bei
der Ermittlung einer Zellkonzentration von 20 Leukozyten/µl eine Fuchs-Rosen-
thal-Kammer (Volumen 3,2 µl) zweimal gefüllt und vollständig ausgezählt werden muß.

Bei Kosten von etwa DM 0,40 pro Minute für eine versierte MTA bedeutet
dies gewiß kein gutes Verhältnis in der Kosten-Nutzen-Relation.

Suche nach Standardisierung und Vereinfachung der Mikroskopie

Somit ist es nicht verwunderlich, daß nach Vereinfachungen gesucht wurde, die
allerdings in der Regel zu Lasten von Präzision und Richtigkeit gingen. So ist das
heute übliche Verfahren der Analyse des Urinsediments mit einer Vielzahl von
Fehlermöglichkeiten behaftet (Tabelle 1): Es werden unterschiedliche Volumina

Tabelle 1. Einflüsse auf das Ergebnis der Sedimentuntersuchung

Untersuchungsmenge
Dauer des Zentrifugierens
Umdrehungsgeschwindigkeit
Zentrifugendurchmesser
Wiederaufschlemmungsmenge
Viskosität
Anzahl der ausgezählten Gesichtsfelder
Vergrößerung
Schichtdicke
Zellzerfall

1 Urologische Klinik und Poliklinik, Universitätsklinikum Steglitz, Freie Universität Berlin,
Hindenburgdamm 30, D-1000 Berlin 45

Der Harnwegsinfekt
Hrsg. v. K.-H. Bichler und J. E. Altwein
© Springer-Verlag Berlin Heidelberg 1985

bei unterschiedlichen Bedingungen zentrifugiert. Beim Dekantieren der Überstände bleiben verschiedene Restvolumina zur Resuspendierung des Niederschlags zurück. Je nach Viskosität des Urins ist die Schichtdicke zwischen Objektträger und Deckgläschen unterschiedlich. Schließlich werden meist nur zwei bis drei Gesichtsfelder ausgezählt, was zu ganz erheblichen Fehlbestimmungen führt. Auch das benutzte optische System spielt eine große Rolle bei der Beurteilung des Sediments. Schon bei der Verwendung verschiedener Okulare kommt es zu großen Abweichungen. Zuweilen findet man in modernen Mikroskopen Weitwinkeleinrichtungen, die die Angabe pro Gesichtsfeld noch schwerer interpretierbar machen. Dies alles kann dazu führen, daß in der Auswertung ein und derselben Probe Unterschiede bis zu 300% auftreten. Außerdem sind Vergleiche von Untersucher zu Untersucher und von Labor zu Labor nahezu unmöglich.

Heute, da Präzision, Richtigkeit und Reproduzierbarkeit die Kriterien sind, an denen die erhobenen klinisch-chemischen Parameter gemessen werden, stellt diese Handhabung somit eher ein Anachronismus dar.

Zwar wird kaum jemand aufgrund der eingangs erwähnten schlechten Kosten-Nutzen-Relation zur Originalmethode nach Stansfeld und Webb zurückkehren, doch sollte auch bei der mikroskopischen Untersuchung des Urins den Qualitätskriterien mehr Bedeutung beigemessen werden.

Standardisierung der Sediment-Untersuchung

Eine Möglichkeit zur Standardisierung der Sediment-Untersuchung bietet das KOVA-System (Madaus-Diagnostik, Köln). In seinen wesentlichen Bestandteilen besteht es aus einem durchsichtigen, graduierten, konisch zulaufenden Zentrifugenröhrchen, einer Kunststoffpipette und einem Einmalobjektträger mit vier bzw. acht Kammern.

Für jede Untersuchung wird eine Urinmenge von 12 ml eingesetzt. Für den Fall, daß hierfür zu wenig Urin zur Verfügung steht, wird mit physiologischer Kochsalzlösung aufgefüllt. Die Zentrifugation erfolgt über 5 min bei 500 g. Mit Hilfe der konisch zulaufenden Pipette wird beim Dekantieren ein Überstand von 11 ml abgegossen, so daß bei jeder Probe ein Volumen von 1 ml zurückbleibt. Mit der Pipette wird ein Tropfen des Sediments in eine der Kammern gegeben, die ein Volumen von 6,6 µl aufweisen. Anhand eines Umrechnungsfaktors, der einmal für jedes Mikroskop bestimmt wird, kann dann aufgrund der in einem Gesichtsfeld ausgezählten zellulären Bestandteile auf die Zahl pro Mikroliter umgerechnet werden.

Eine Berücksichtigung des Harn-Zeit-Volumens, wie es z.B. dem Addis Count zugrunde liegt, liefert keine zusätzliche Information. Zum einen nimmt hierdurch der Arbeitsaufwand deutlich zu und übersteigt das für die Routinearbeit vertretbare Maß, zum anderen ist nach Angaben aus der Literatur (Enders) die Zellkonzentration im Urin durch eine Diurese weniger veränderbar als die Zellausscheidung. Das heißt, mit zunehmender Diurese fällt die Zellkonzentration im Urin nur gering ab, während die Zellmenge pro Zeit deutlich ansteigt. Dies erscheint neben der Unmöglichkeit der Standardisierung der Diurese ein weiteres Argument dafür zu sein, daß es bei der Zellausscheidung pro Volumen bleiben

sollte. Vergleiche des KOVA-Systems mit der Zählkammermethode zeigten sowohl für Erythrozyten als auch für Leukozyten eine gute Korrelation mit einem
Quotienten von über 0,95 und dies bei einem Zeitaufwand, der nur geringfügig
größer ist als beim Routinesediment früherer Tage (Bauer).

Dennoch kann aber auch das KOVA-System und seine Durchführung besonders bei höheren Probenzahlen sowohl aus Kosten- als auch aus Zeitgründen zu
aufwendig sein. Zum anderen zeigen Untersucher bei kontinuierlicher Arbeit am
Mikroskop ziemlich rasch einen Ermüdungseffekt, was dazu führt, daß die Untersuchungen nicht mehr sorgfältig durchgeführt werden.

Vorauswahl mikroskopisch zu untersuchender Proben

Hier könnte ein Ausleseprozeß hilfreiche Dienste leisten, der es gestattet, Aussagen über den zu erwartenden mikroskopischen Befund zu machen. Als Konsequenz hieraus bräuchten nur die so vorausgewählten Proben mikroskopisch untersucht werden. Vorstellungen über einen solchen Ausleseprozeß gibt es schon
seit einiger Zeit.

So glaubte Schumann [18], daß ein Urin von normaler Farbe und Transparenz
sowie negativen Teststreifenbefunden für Eiweiß, Glukose und Blut nicht der mikroskopischen Analyse bedürfe.

Von Pöge, Feustel u. Dietrich wurde dies noch einmal konkretisiert: Die Autoren vertraten die Meinung, daß sich bei negativen Reaktionen auf Blut, Eiweiß
und Nitrit ein Urinsediment erübrigt [14]. Doch auch dieses Vorgehen kann nicht
zufriedenstellend sein, weil ein wesentlicher Parameter des Urinsediments – die
Leukozyten – außer acht gelassen wird.

Verdeutlicht wird dies durch eine Untersuchung von Kutter [12]. Kutter untersuchte 250 pathologische Urinproben sowohl mikroskopisch als auch mit Teststreifen auf Blut, Eiweiß und Nitrit (Tabelle 2). Von 133 Fällen mit mikroskopisch nachgewiesener signifikanter Leukozyturie wurden 56 (42%) nicht erfaßt.
Das heißt, ein Ausleseverfahren mit den Parametern Blut, Eiweiß und Nitrit ist
zu weitmaschig, als daß es eine verläßliche Diagnostik mit sich brächte.

Tabelle 2. Ausleseverfahren mit Teststreifen auf Blut, Eiweiß und Nitrit, im Vergleich zu
mikroskopisch nachgewiesenen Leukozyturien. Nach [12]

Teststreifen auf Blut, Eiweiß, Nitrit	Leukozyten/µl (Stansfeld-Webb)				
	10–20	21–50	50		
1–3 positive Befunde	31 (27%)	33 (43%)	44 (77%)		
3 negative Befunde	86 (73%)	43 (57%)	13 (23%)	⇒	56
	117 (100%)	76 (100%)	57 (100%)	⇒	133
	Σ: 250				

Nachweis von Leukozyturien mit Teststreifen

Ein Ausweg aus dieser Situation bot sich, als der Teststreifen auf Leukozyten (Cytur-Test / Hersteller: Boehringer Mannheim GmbH, Mannheim) hinzukam. Der Test enthält einen Indoxylester, der durch Granulozyten-Esterasen zu Idoxyl gespalten wird; aus Indoxyl entsteht mit dem Sauerstoff der Luft der Farbstoff Indigo. Da der Test auf dem Nachweis der Esteraseaktivität beruht, werden neben intaken auch bereits lysierte Zellen erfaßt. Andere Esterasen im Urin, die das Ergebnis verfälschen könnten, sind nicht bekannt.

Cytur-Test hatte jedoch zwei Nachteile: Die Reaktion dauerte bis zu 15 min – die anderen Teststreifen werden nach einer Minute abgelesen. Reduzierende Substanzen wie Ascorbinsäure sowie Ketonurie begleitende Metabolite verhinderten die Autoxydation der Indoxyls, konnten also zu falsch negativen Ergebnissen führen. Dieses Handikap versuchte man dadurch auszugleichen, daß man die Parameter Ascorbinsäure und Ketone mit berücksichtigte [10]; die Gesamtuntersuchung wurde dadurch aber umständlicher.

Einen weiteren Fortschritt stellt daher der neue Test auf Granulozyten-Esterasen dar, wie er in Combur-Test (Hersteller: Boehringer Mannheim GmbH, Mannheim) enthalten ist. Hierbei ist die langsame Autoxydation des entstehenden Indoxyls durch die Reaktion mit einem Diazoniumsalz ersetzt; es bildet sich ein violetter Azofarbstoff (Abb. 1). Diese Reaktion wird durch reduzierende Substanzen nicht gestört. Außerdem kann man das Ergebnis nach ein bis zwei Minuten ablesen, so daß man diesen Leukozytentest mit den anderen Tests auf einem Streifen gut kombinieren kann.

Eine Verbesserung erfuhr auch das Bluttestfeld von Combur^9-Test, das jetzt nicht mehr durch Ascorbinsäure gestört wird. Erreicht wird dies durch einen technischen Kunstgriff: Zusammen mit dem Reagenz- und einem Saugpapier wird ein mit Jodat imprägniertes Netz eingesiegelt. Es oxydiert Ascorbinsäure und eliminiert so den Störfaktor (Abb. 2).

So lassen sich alle klinisch-relevanten Harnveränderungen jetzt direkt oder indirekt mit einem Teststreifen nachweisen (Tabelle 3). Wie sich in verschiedenen Studien herausgestellt hat, kann man tatsächlich mit einem sog. „Teststreifen-

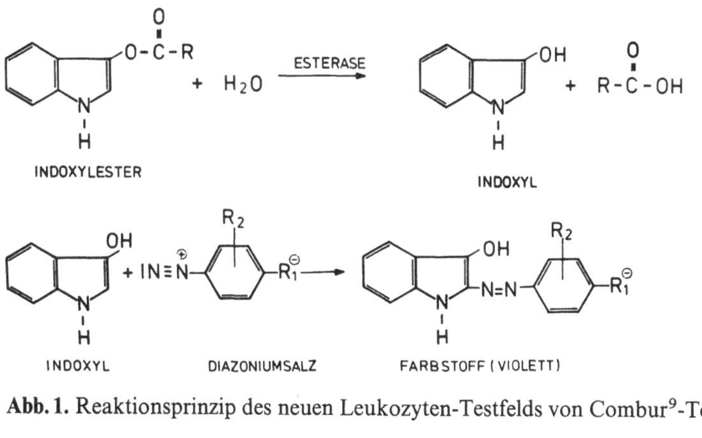

Abb. 1. Reaktionsprinzip des neuen Leukozyten-Testfelds von Combur^9-Test

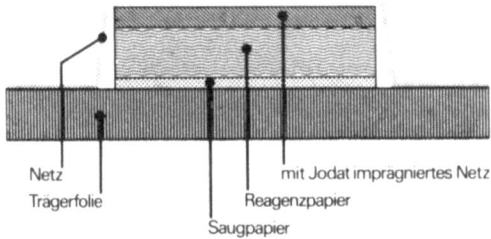

Netz
Trägerfolie   mit Jodat imprägniertes Netz
                                                Reagenzpapier
                                    Saugpapier

Abb. 2. Aufbau des Blut-Testfeldes von Combur^9-Test und Combur^9-Test-U. Auf elegante Weise werden damit alle Störungen durch Ascorbinsäure beseitigt

Tabelle 3. Teststreifensieb und nachweisbare Elemente. Nach [13]

Teststreifen auf:	Nachgewiesene mikroskopische Elemente	
	Direkt	Indirekt
Leukozyten	Leukozyten	Lysierte Leukozyten Leukozytenzylinder Trichomonaden (?)
Erythrozyten	Erythrozyten	Lysierte Erythrozyten Freies Hämoglobin Erythrozytenzylinder Hämoglobinzylinder Myoglobin Myoglobinzylinder
Protein		Granulierte Zylinder Wachszylinder
Leukozyten/Nitrit (ergänzt durch pH-Wert > 7)		Bakterien

sieb" mit den Parametern Leukozyten, Erythrozyten/Hämoglobin, Protein und Nitrit einen Großteil derjenigen Urine aussortieren, bei denen die mikroskopische Urinanalyse keine pathologischen Befund ergibt.

Das Teststreifensieb

Mit diesem verbesserten Teststreifensieb wurden mehrere Untersuchungen mit dem Ziel durchgeführt, unauffällige Urinproben von solchen, die der mikroskopischen Untersuchung zugeführt werden sollten, zu selektionieren [4, 8, 13]. Berücksichtigt hierbei wurden die Parameter Leukozyten, Erythrozyten/Hämoglobin, Protein sowie Nitrit.

Verschiedene Arbeitsgruppen, die die Treffsicherheit des Teststreifensiebs im Vergleich zur mikroskopischen Inspektion des Urins untersuchten, stellten übereinstimmend fest, daß ca. 95% aller verdächtigen Urine durch dieses Sieb erfaßt werden [4, 8, 13]. So fand z. B. Kutter [13] bei der Untersuchung von 942 Urinproben, daß pathologische Leukozyturien von 20 Leukozyten/µl und mehr mit einem minimalen Prozentsatz von 3% an falsch-negativen Befunden erfaßt wurden.

Die Ergebnisse für die signifikante Hämaturie, die in nur 1,5% der Fälle unerkannt blieb, sind noch günstiger.

Besonders frappante Ergebnisse wurden in mehreren Fällen gesicherter Harnweginfektionen beobachtet, bei denen sämtliche Symptome eine hohe Leukozyturie erwarten ließen, der chemische Test stark positiv ausfiel, im Mikroskop jedoch kaum Leukozyten nachweisbar waren. Der meist hohe pH-Wert des Urins beim Infekt scheint die Lyse der Leukozyten eindeutig zu begünstigen. Dies macht einen großen Vorteil der chemischen Voruntersuchung der Urine deutlich: Lysierte Zellen, die der mikroskopischen Untersuchung entgehen, werden durch die entsprechenden Testfelder erfaßt. Daß Erythrozyten in nicht isotonem Urin leicht lysieren, ist allgemein bekannt; daß dies aber auch für Leukozyten der Fall ist, wird oft übersehen. Es kann daher nicht nachhaltig genug immer wieder darauf hingewiesen werden, daß Urin kein physiologisches Medium für die zellulären Bestandteile des Blutes darstellt.

Britische und skandinavische Autoren [9, 19] haben den Einfluß der Standzeit der Urine sowie steigender pH-Werte und sinkender Osmolalität auf die Zahl der Leukozyten untersucht. Es konnte eindrucksvoll gezeigt werden, daß diese Faktoren zu einem beträchtlichen Absinken der Leukozytenzahl schon nach zwei bis drei Stunden führen können.

Zylindrurien werden durch die Parameter des Teststreifensiebs indirekt erfaßt: Leukozytenzylinder durch eine sie begleitende Leukozyturie, Erythrozytenzylinder durch eine Erythrozyturie bzw. Hämoglobinurie und granulierte Zylinder durch eine Proteinurie (s. auch Tabelle 3).

Schaller fand in einer Untersuchung, daß das Teststreifensieb einen entscheidenden Zeitgewinn für den Nachweis dieser meist kurzlebigen pathologischen Elemente erbringt. Zellzylinder werden im Mikroskop oft nicht mehr gefunden, weil der Urin zu lange gestanden hat und sie bereits zum Zeitpunkt der Untersuchung zerfallen sind. Indem man für die zeitliche Reihenfolge der mikroskopischen Untersuchungen bestimmte Parameter des Teststreifensiebs berücksichtigt, kann man gezielt diejenigen Urine herausfinden, die mit erhöhter Wahrscheinlichkeit Zellzylinder aufweisen. Beispielsweise gilt es beim Nachweis entzündlicher Harnwegprozesse, die Urinproben mit positivem Leukozyten- oder Nitritbefund als erste unter dem Mikroskop zu analysieren. Schaller berichtete, daß auf diese Weise eine sehr hohe Nachweisrate von Leukozytenzylindern zu erzielen ist [16].

Bakterien werden durch die kombinierte Berücksichtigung der Parameter Leukozyten und Nitrit durch das Teststreifensieb ebenfalls erfaßt. Wie durch verschiedene Arbeitsgruppen unabhängig voneinander erst kürzlich wieder bestätigt wurde, können hiermit 85% der auffälligen Bakteriurien erkannt werden [13, 22].

Kristallurien werden durch das Teststreifensieb nicht erfaßt. Der Stellenwert einer Kristallurie liegt dabei beim Lithiasisverdacht, wo der Kristallnachweis einen Hinweis auf die chemische Natur des Steins geben kann. In solchen konkreten Fällen sollte generell ein Sediment angefertigt werden.

Bedeutung der Probengewinnung

Eine sorgfältige Genitaltoilette vor der Miktion ist Vorbedingung für eine Vorauslese mikroskopisch interessanter Proben. Untersuchungen zeigen, daß bei Proben, die ohne Vorsichtsmaßregeln gesammelt werden, Leukozyturien sehr zahlreich sind. Dies gilt besonders für weibliche Probanden. So fand Kutter [11], daß von 116 Urinen 48% der von Frauen und 14% der von Männern stammenden Proben Leukozyten aufwiesen. Die Tatsache, daß bei einer Nachkontrolle nach erfolgter Genitaltoilette nur noch wenige Leukozyturien gefunden wurden, zeigt eindeutig, daß Leukozyturien genitalen Ursprungs sehr häufig sind und eine Genitaltoilette vor dem Sammeln des Urins unbedingt gefordert werden sollte.

Unter Einbeziehung aller Aspekte kann resümiert werden, daß die Indikation zur mikroskopischen Urinuntersuchung aus den Ergebnissen der vier Parameter Leukozyten, Erythrozyten/Hämoglobin, Protein sowie Nitrit abgeleitet werden kann. Nur wenn mindestens einer dieser vier Parameter einen positiven Befund zeigt, ist bei der mikroskopischen Untersuchung ein relevantes Ergebnis zu erwarten. Bei vier negativen Ergebnissen kann auf die Mikroskopie verzichtet werden. Eine sorgfältige Genitaltoilette vor der Miktion sollte als Vorbedingung angesehen werden. Bei besonderen Fragestellungen, wie z. B. die Abklärung einer Kristallurie, ist das Sediment eher obligat. Die so eingesparte Zeit kann dann der Optimierung der Urinmikroskopie insbesondere der quantitativen Zählung der pathologischen Elemente zugewandt werden. Bei diesem Vorgehen ist nicht zu befürchten, daß krankhafte Befunde übersehen werden.

Bedeutung und Nachweis antibakterieller Stoffe im Urin

Häufig treten trotz genauer Erhebung der Medikamentenanamnese erhebliche Diskrepanzen zwischen klinischen und bakteriologischen Befunden bei der Diagnose und Behandlung von Harnweginfekten auf. Die Ursache hierfür ist oft das Vorhandensein antibakterieller Stoffe im Urin. So haben Untersuchungen gezeigt, daß bei Patienten, die angegeben hatten, keinerlei antibakteriell wirkende Medikamente eingenommen zu haben, je nach Kollektiv in bis zu 30% der Fälle antibakterielle Stoffe im Urin nachzuweisen waren [1, 2, 7, 17, 20, 21].

Zum Nachweis dieser Hemmstoffe wurde bisher ein Gußplattenverfahren mit z. B. Bacillus subtilis als Testorganismus benutzt. Diese Methodik weist jedoch den Nachteil großer Aufwendigkeit bei der Herstellung der Platten und nur kurzfristige Haltbarkeit auf.

Seit kurzem gibt es einen neuentwickelten Test zum Nachweis antibakterieller Stoffe (Micur-BT, Hersteller: Boehringer Mannheim GmbH, Mannheim), der es gestattet, Hemmstoffe auf praktikable Weise ohne zeitaufwendige Vorbereitung nachzuweisen.

Bei Micur-BT handelt es sich um einen Test auf Teststreifenbasis. Die als Indikator verwendeten Sporen von Bacillus subtilis sind in einem Film eingebettet. Film und Nährkarton, der speziell auf Bacillus subtilis abgestimmte Nährstoffe und einen Indikator enthält, sind gemeinsam auf einer Kunststoffolie eingenetzt

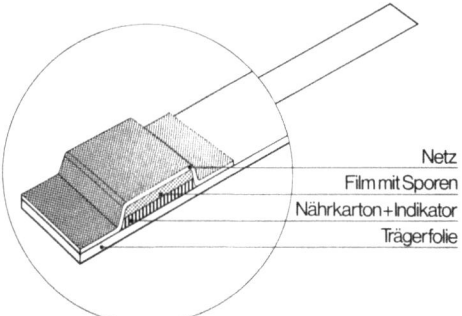

Netz
Film mit Sporen
Nährkarton+Indikator
Trägerfolie

Abb. 3. Aufbau von Micur-BT

(Abb. 3). Zur Durchführung wird der Test ca. 3 s in den Urin getaucht, in ein spezielles Bebrütungsgefäß gegeben und 16–20 h bei 35–37 °C bebrütet. Die Auswertung erfolgt anhand von Vergleichsfarben bei geschlossenem Bebrütungsgefäß. Enthält der Urin keine Hemmstoffe, so keimen die Sporen von Bacillus subtilis aus und reduzieren den Indikator zu einem roten Farbstoff. Sind Hemmstoffe vorhanden, unterbleibt das Wachstum, es findet keine Umwandlung des Indikators statt, und das Testfeld bleibt weiß oder zeigt die Eigenfarbe des Urins. Bei Untersuchungen zeigte der Test eine hohe klinische Sensitivität bzw. Spezifität von 93,8% bzw. 95,4% [3].

Um eine falsche Interpretation von Keimzahlbefunden zu vermeiden, sollte gemäß einer Forderung der Deutschen Gesellschaft für Hygiene und Mikrobiologie die bakteriologische Basisdiagnostik mit einem Test auf antibakterielle Stoffe kombiniert werden [6]. Auf jeden Fall ist es empfehlenswert, einen Hemmstofftest anzuwenden, wenn man kurz nach einer Antibiotikatherapie eine Keimzahlbestimmung durchführen will, da keine generellen Aussagen über die Länge der Therapiepause gemacht werden können. So wurde in einer Untersuchung festgestellt, daß nach einer Gentamycin-Therapie, selbst nach einer Einmaldosis, noch 14 Tage später Hemmstoffe im Urin nachgewiesen werden können [15]. Als Gegenbeispiel kann Nitrofurantoin angeführt werden, bei dessen Medikation es möglich ist, daß bereits nach 12–14 h kein Hemmstoff im Urin mehr nachweisbar ist [15].

Patientencompliance

Ein weiterer interessanter Gesichtspunkt für die Anwendung eines Hemmstofftests ist die Überprüfung der Patientencompliance bei Antibiotikatherapie. Untersuchungen haben gezeigt, daß in bis zu 26% aller Urine von Patienten, denen eine Antibiotikatherapie verordnet war, keine antibakteriellen Stoffe nachzuweisen waren [5, 7]. Micur-BT bietet hier eine elegante Möglichkeit, die Therapietreue der Patienten zu kontrollieren.

Literatur

1. Ansorg R, Zappel H, Thomssen R (1975) Zentralbl Bakteriol Mikrobiol Hyg [A] 230:492
2. Biechteler W, Haas F (1970) Ärztl Lab 16:208–210
3. Bode H et al. (1983) Z Allg Med 59:781
4. Colombo JP et al. (1983) Lab Med 7:184
5. Cruickshank JG, Gawler AHL, Hart RJC (1980) Brit Med J 280:1355
6. DGHM (1980) Verfahrensrichtlinien für die mikrobiologische Diagnostik. Herausgeber: Prof Dr. F. Burkhardt, Erlangen, im Auftrag der Deutschen Gesellschaft für Hygiene und Mikrobiologie. Gustav Fischer, Stuttgart New York
7. Grimm H, Sharifi P (1971) Ärztl Lab 17:371
8. Keller HP, Koller U (1982) Med Lab 35:67
9. Kierkegaard H et al. (1966) Scand J Clin Lab Invest 40:259
10. Kutter D (1980) Dtsch Med Wochenschr 105:1246
11. Kutter D (1980) Ann Biol Clin 38:179
12. Kutter D (1983) Workshop „Neue Möglichkeiten in der Urindiagnostik". Frankfurt/M., März 1983
13. Kutter D (1983) In: Das Teststreifensieb. Ein neues Konzept für die Urindiagnostic. Boehringer Mannheim GmbH, Mannheim
14. Pöge AW, Feustel A, Dietrich F (1980) Z Ärztl Fortbild 74:138
15. Rathert P (1983) Workshop „Neue Möglichkeiten in der Urindiagnostik". Frankfurt/M., März 1983
16. Schaller G (1983) Workshop „Neue Möglichkeiten in der Urindiagnostik". Frankfurt/M., März 1983
17. Schüler U (1981) Urologe [Ausg B] 21:33
18. Schumann GB (1978) J Am Med Ass 239:13
19. Triger DR, Smith JWG (1966) J Clin Pathol 19:443
20. Wachtel D, Pfister W (1978) Z Ärztl Fortbild 72 Jg, H 2, S 82
21. Wallenstein FA, Ringelmann R (1976) Immunität und Infektion 4:276
22. Wenk RE et al. (1982) J Clin Lab Aut 2:47

Zur Klinik der Pyelonephritis

H. LANGE [1]

Entzündliche Veränderungen des Niereninterstitiums (interstitielle Nephritis) können durch eine Vielzahl von schädigenden Substanzen und Krankheitsvorgängen hervorgerufen werden. Eine Form dieser interstitiellen entzündlichen Veränderungen stellt die Pyelonephritis dar. Hierbei handelt es sich um eine durch lokale Bakterieneinwirkung hervorgerufene Entzündung des Nierenparenchyms und des Nierenbeckens. Obwohl Bakterien oder andere Erreger eine unerläßliche Voraussetzung bilden, scheinen sie alleine nur in den seltensten Fällen eine Pyelonephritis hervorrufen zu können. Es gelingt im Tierversuch kaum, durch intravenöse Injektionen von Erregern eine Pyelonephritis auszulösen, wenn nicht zusätzliche Bedingungen gegeben sind, die das Haftenbleiben der Erreger im Nierenparenchym ermöglichen [4, 8, 12, 18, 19]. Diese Bedingungen lassen sich in obstruktive Ursachen mit gestörter Urodynamik und in nicht obstruktive Ursachen mit normaler Urodynamik untergliedern (Tabelle 1).

Zu den häufigsten Ursachen einer gestörten Urodynamik zählt der vesikoureterale Reflux, der familiär gehäuft auftritt, fast immer im Kindesalter beginnt, sich oft mit Eintritt der Pubertät zurückbildet, nicht selten aber bis ins hohe Lebensalter hinein nachweisbar bleibt. Ein Reflux I und II führt – solange der Harn keimfrei ist – wahrscheinlich nicht zu destruktiven Veränderungen an den Nierenpapillen und damit auch nicht zu einer Pyelonephritis [11]. Dagegen gibt es Hinweise darauf, daß ein Reflux III und IV insbesondere bei gleichzeitigem intrarenalem Reflux auch bei keimfreiem Urin nach mehrjährigem Bestehen zu Destruktionen des Nierenhohlraumsystems und des Nierenparenchyms führen kann. Jedoch entwickelt sich auch in Nieren mit Reflux I–IV dann leicht eine Pyelonephritis, wenn der Harn infiziert ist [6, 11, 16]. Narbige Destruktionen des Nierenparenchyms entstehen fast ausschließlich im Kindesalter. Ein erst nach dem 5. Lebensjahr auftretender vesikoureteraler Reflux führt gewöhnlich nicht zu einer narbigen Schrumpfung der betroffenen Niere [6, 8].

Im Erwachsenenalter werden Harnwegsobstruktionen vor allem durch Steine und Tumoren hervorgerufen. In Zystennieren begünstigt die Abflußstörung des Primärharns die Infektion einzelner oder mehrerer Zysten. Eine stärkere Traumatisierung der Transplantatniere in dem Zeitraum zwischen Organentnahme und Öffnen der Gefäßanastomosen ermöglicht wahrscheinlich ebenfalls das Haftenbleiben von Bakterien.

Bei den nicht obstruktiv verursachten Pyelonephritiden handelt es sich um metabolische Veränderungen im Nierenparenchym, die eine Keimbesiedlung erleichtern. Die Hypokaliämie geht insbesondere dann, wenn sie die Folge renaler

1 Zentrum für Innere Medizin der Philipps-Universität Marburg, Abteilung für Nephrologie, Emil-Mannkopf-Str. 1, D-3550 Marburg

Der Harnwegsinfekt
Hrsg. v. K.-H. Bichler und J. E. Altwein
© Springer-Verlag Berlin Heidelberg 1985

Tabelle 1. Ursachen der Harnwegsinfektion und der Pyelonephritis

Prädisposition	Auslösende Ursachen (Infektion durch:)
I. Obstruktive Pyelonephritis (Störungen der Urodynamik) Refluxnephropathie Nephrolithiasis	I. Aszension Kohabitationsurethritis Katheterisierung, u. a. instrumentelle Eingriffe
Prostatatumoren Tumoren des Urogenitaltraktes Narben – Stenosen Gravidität Neurogene Abflußstörungen Retroperitonealfibrose Zystennieren Anomalien Oligoanurie bei a + cNI	Urologische und gynäkologische Operationen Blasen-Darm-Fistel Einseitige Pyelonephritis
II. Nicht-obstruktive Pyelonephritis (normale Urodynamik) Hypokaliämie Phenacetin Diabetes mellitus Gicht Chron. Glomerulonephritis Idiopathisch Immunsuppression	II. Hämatogen Bakteriämie und Sepsis und Eingriffe an infizierten Organen (urologische Operationen, Abszeß, Furunkel, Zahnextraktion etc.) Tuberkulose

Kaliumverluste ist (z. B. Diuretika, Bartter-Syndrom) mit der Ausscheidung eines alkalischen Urins einher, in dem sich die meisten Erreger besser vermehren können als im sauren Milieu [2]. Der Analgetikaabusus führt möglicherweise über eine Beeinträchtigung der Prostaglandinsynthese zu Störungen der Nierenmarkdurchblutung, die zur Papillendestruktion und zur Keimbesiedlung führen [17]. Während früher angenommen wurde, daß Diabetiker häufiger als andere an einer Pyelonephritis erkranken, wird dies neuerdings bezweifelt. Der Diabetiker scheint aber häufiger zu Rezidiv und zur Entwicklung einer chronischen Pyelonephritis zu neigen, wenn eine Pyelonephritis erst einmal entstanden ist [7].

Die Erreger erreichen das Nierenparenchym meistens auf dem Wege der Ascension. Die häufigsten Erreger sind solche der normalen Darmflora: *Escherichia coli*, Proteus, Klebsiellen und Enterokokken (*Streptokokkus faekalis*). Sie gelangen bei Frauen über den Damm, den Scheidenvorhof und die äußere Harnröhrenöffnung in die ableitenden Harnwege [20]. Frauen mit Harnwegsinfekten haben diese Erreger auch im infektfreien Intervall im Scheidenvorhof, Frauen ohne Harnwegsinfekte dagegen nicht. Das Adhaerenzverhalten gramnegativer Erreger unterscheidet gesunde Frauen von solchen mit Harnwegsinfekten. Die Ursache wird in besonderen biologischen Bedingungen des Epithels gesucht. Das seltene Blutgruppenantigen P scheint die Adhaerenz von *Escherichia coli* zu ermöglichen [22]. Narbenschrumpfung nach unvollständiger Ruptur des Hymen kann beim Geschlechtsverkehr zum Einmassieren von Keimen des Scheidenvorhofes in die Urethramündung führen (Kohabitationsurethritis). Die Dehnung des Geburtskanals scheint die Ursache dafür zu sein, daß nach der ersten Entbindung solche Infektionen aufhören oder zumindest seltener werden.

Weitere Infektionsursachen sind instrumentelle Eingriffe an den ableitenden Harnwegen [15]. Auch unter sorgfältigsten Bedingungen ist das Einschleppen von Erregern aus der äußeren Urethraöffnung in die Harnblase in 25% der Fälle unvermeidlich. (Auch wenn in 25% mit einer Infektion der Harnblase gerechnet werden muß, kommt es doch nur sehr viel seltener zu einer Harnwegsentzündung.) Ein Harnwegsinfekt durch Pseudomonas aeroginosa ist fast immer auf ungenügende Sterilität und Desinfektion der Instrumente zurückzuführen.

In nicht genau bekannter Häufigkeit ist die Pyelonephritis auf hämatogenem Wege entstanden. Dies gilt besonders für die Infektion mit Staphylokokkus aureus. Im Rahmen einer Staphylokokkensepsis kann es bei Vorliegen obstruktiver oder nicht obstruktiver Bedingungen zu einer hämatogenen Pyelonephritis kommen. Als Ausgangspunkt kommen z. B. eine Osteomyelitis, eine Thrombophlebitis nach Venenverweilkatheter oder eine Staphylodermie unter Steroidbehandlung nach Nierentransplantation in Betracht. Ein weiteres Beispiel hämatogener Pyelonephritis ist die Nierentuberkulose.

Pathologische Anatomie

Eindrucksvoller als das histologische Bild ist meistens der makroskopische Befund. Die Nierenoberfläche weist hyperämische und blasse Bezirke mit breitflächigen, grobhöckrigen narbigen Einziehungen auf. Auf der Schnittfläche erkennt man die narbigen Einziehungen, die zu destruierten Papillen hinlaufen sowie zahlreiche Abszesse, die die Niere segmental von der Papillenspitze bis in den Rindenbereich durchziehen. Bei der hämatogen durch Staphylokokkus aureus verursachten Pyelonephritis erkennt man auf der glatten Nierenoberfläche zahlreiche bis erbsgroße Abszesse. Eine seltene Form der Pyelonephritis ist die xanthogranulomatöse Pyelonephritis. Hierbei handelt es sich um die Manifestation des Endstadiums einer Kombination von Obstruktion (meist Nephrolithiasis) mit Einwirkung gramnegativer Erreger (meist Proteus oder Coli) und einer Fettstoffwechselstörung mit tumorartiger Vermehrung von Lipophagen [9].

Klinik der akuten Pyelonephritis

Die akute Pyelonephritis beginnt meist kurze Zeit nach einer Ureterkolik durch Nierensteine oder durch eine Papillennekrose. In anderen Fällen entwickelt sich die Harnwegsobstruktion schleichend über Monate oder Jahre (vesikoureteraler Reflux, Tumoren, Ureterabgangsstenose, Zystennieren). Der Beginn der Infektion ist stets plötzlich. Die Patienten erkranken aus völligem Wohlbefinden mit plötzlichen Schmerzen. Die obstruktive Pyelonephritis ist nahezu immer einseitig. Die Schmerzen betreffen daher das rechte oder das linke Nierenlager, strahlen in die Leistengegend aus oder es stehen Flanken- und Oberbauchschmerzen (besonders bei Zystennieren) der betreffenden Seite im Vordergrund. Hohes Fieber (39–40 °C), Übelkeit und Erbrechen, Kopfschmerzen und ein schweres Krankheitsgefühl bilden die typische Symptomatik. Dysurie und Hämaturie leiten die Krankheit oft ein und können die Symptomatik für 1 oder 2 Tage begleiten. Besonders ernst wird das Krankheitsbild, wenn sich eine Sepsis einstellt. Die hochfieberhaften Patienten entwickeln dann oft einen ausgeprägten Herpes labialis und an den Extremitäten können sich hämorrhagische bakterielle Metastasen beobachten lassen.

Der Urinbefund ist durch eine meist nur geringfügige Proteinurie von stets weniger als 2 g/24 h, eine massive Leukozyturie, eine unterschiedlich stark ausgeprägte Hämaturie unter Ausscheidung von Leukozytenzylindern gekennzeichnet. Oft ist der Urin schon makroskopisch eitrig. Im Gegensatz zur chronischen Pyelonephritis lassen sich bei einer akuten Pyelonephritis stets Bakterien im Urin nachweisen.

Die sonographische Untersuchung ergibt folgende für die akute Pyelonephritis typische Befunde: Bei einer obstruktiven Pyelonephritis finden sich als Ausdruck des erweiterten Nierenhohlraumsystems erweiterte Kelche und ein ebenfalls erweiterter extrarenaler Anteil des Nierenbeckens. Die eitrige hämatogen verursachte Pyelonephritis ist durch die Verbreiterung der Parenchymsaums, in dem sich gelegentlich Abszesse in Form echodichter luftgefüllter Hohlräume nachweisen lassen, gekennzeichnet. In anderen Fällen finden sich segmentförmige Einziehungen der Nierenoberfläche mit Verschmälerung des Parenchyms und echodichten Bezirken im Bereich der Nierenpapille mit Schallschatten, was dem typischen Bild verkalkter Papillen bei einer Analgetikanephropathie entspricht.

Die Laborbefunde zeigen bei akuter Pyelonephritis eine stark beschleunigte BSG und eine ausgeprägte Leukozytose. Die Nierenfunktion kann bei einer akuten Pyelonephritis auf der betroffenen Seite vollständig ausfallen. Die damit verbundene Einschränkung der Filtrationsrate auf die Hälfte der Norm führt jedoch nur zu einem geringfügigen Anstieg der Retentionswerte (Kreatinin und Harnstoff), der oft nicht einmal den Normalwert übersteigt. In jenen Fällen, die mit einer Sepsis durch die gramnegativen Erreger einhergehen, kommt es dagegen oft zu einer hochgradigen Nierenfunktionseinschränkung mit einem akuten Nierenversagen. In diesen Fällen ist dann auch die kontralaterale Niere betroffen, obwohl sie keine Zeichen der obstruktiven eitrigen Pyelonephritis aufweist. Die Ursache der Funktionseinschränkung ist wahrscheinlich vor allem in der Einwirkung von Toxinen der gramnegativen Erreger und in der Hypoxie (Endotoxinschock) des Tubulusepithels zu suchen, die über einer Erhöhung der frühdistalen Natriumkonzentration zur Einschränkung der glomerulären Filtration und zur Oligoanurie führt [21]. In vielen Fällen entwickelt sich keine Oligoanurie, sondern nur eine relativ geringfügige Filtrateinschränkung mit größeren Harnmengen. Die größeren oder gar zunehmenden Harnmengen sind dabei nicht unbedingt Ausdruck einer guten oder sich bessernden Nierenfunktion, sondern oft Ausdruck der erhöhten fraktionalen Wasserausscheidung bei zunehmender Solutabeladung der in abnehmender Zahl noch funktionierenden Nephrone. In diesen Fällen scheint nur ein Teil der Nephrone der kontralateralen Niere durch die Toxine der infizierten Niere in Mitleidenschaft gezogen worden zu sein. Die eindeutige

Zuordnung der Harnmengen zur Nierenfunktion ergibt sich aus der tägl. Bestimmung der endogenen Kreatinin-Clearance. Eine konstante oder gar rückläufige Filtrateinschränkung deutet darauf hin, daß der entzündliche Prozeß noch nicht unter Kontrolle ist. Die Besserung der Nierenfunktion weist dagegen darauf hin, daß der entzündliche Prozeß in der infizierten Niere abheilt.

Üblicherweise bilden sich die Temperaturen nach 3–5 Tagen unter antibiotischer Therapie zurück. Länger anhaltendes Fieber muß den Verdacht auf eine perinephritische Ausbreitung der Infektion lenken. Die perinephritische Ausbreitung äußert sich in zunehmenden Schmerzen im Rücken und in der Flanke, die weiter nach ventral und inguinal ausstrahlen. Es kann sich eine Durchwanderungspleuritis und Pneumonie derselben Seite einstellen. Die sich nach kaudal und ventral im Retroperitonealraum ausbreitende, abszedierende Entzündung kann als schmerzhafte, prall elastische mehr als faustgroße Resistenz in der Flanke und im seitlichen Abdomen palpabel werden. Schließlich können sich eine Peritonitis und ein paralytischer Ileus ausbilden.

Die Ausheilung einer obstruktiven akuten Pyelonephritis erfolgt unter Ausbildung von Narben, die von der destruierten Papille sektorförmig bis zur Nierenoberfläche reichen und der Niere das grobhöckrige Aussehen verleihen. Es ist umstritten, ob die narbige Schrumpfung der Niere mit der Ausheilung der bakteriellen Infektion zum Stillstand kommt oder auch ohne weitere Einwirkung von Erregern fortschreitet. Häufig rezidiviert in diesen Nieren die bakterielle Infektion, insbesondere dann, wenn sich die Obstruktion der ableitenden Harnwege nicht beseitigen ließ oder die Destruktion der Papillen unter fortgesetztem Analgetikakonsum nicht zum Stillstand kam.

Die Therapie der akuten Pyelonephritis beginnt mit einer antibiotischen Behandlung. Hohes Fieber ist ein Zeichen der Toxinausschwemmung aus der infizierten Niere. Hier kann man davon ausgehen, daß andererseits auch Antibiotika an den Ort der Entzündung gelangen. Instrumentelle und operativ chirurgische Maßnahmen sind in diesem Initialstadium der Entzündung mit der Gefahr der Sepsis oder der lokalen Infektionsausbreitung verbunden. Die Harnwegsobstruktion soll instrumentell oder chirurgisch i. allg. erst dann beseitigt werden, wenn die Zeichen der akuten Entzündung abgeklungen sind. Bilden sich diese indessen bei erweitertem Nierenhohlraumsystem nach 3–4 Tagen nicht zurück oder hat sich ein pyelonephritischer Abszeß ausgebildet, so ist der operative Eingriff dringend geboten. Die Anurie bei akuter Pyelonephritis ist so gut wie niemals mechanische Folge der Harnwegsobstruktion (Ausnahme: Einzelniere), sondern Ergebnis der Toxin- und Schockeinwirkung auch auf die kontralaterale Niere. Bei akutem Nierenversagen infolge obstruktiver Pyelonephritis mit aufgestautem Nierenhohlraumsystem kann daher eine frühzeitige Entlastung indiziert sein. Es muß danach aber nicht sofort zu einer diuretischen Phase kommen, weil sich auch das Parenchym der kontralateralen Niere erst allmählich von der Toxineinwirkung erholt.

Klinik der chronischen Pyelonephritis

Die chronische Pyelonephritis kann in akuten Schüben oder schleichend verlaufen. Der schubweise Verlauf ist charakteristisch für die obstruktive Pyelonephritis, bei der es nicht gelingt, die Obstruktion dauerhaft zu beseitigen. Dazu gehören vor allem die rezidivierende Nephrolithiasis, infizierte Zystennieren und die Papillennekrosen bei fortgesetztem Analgetikakonsum. Wird der Analgetikakonsum dagegen rechtzeitig eingestellt, kann die Progredienz verhindert werden [10].

Häufiger als der mit akuten Schüben einhergehende chronische Verlauf ist die schleichende Entwicklung einer chronischen Pyelonephritis. Oft wird die Erkrankung erst unter den Zeichen der chronischen Niereninsuffizienz manifest. Kopfschmerzen, Bluthochdruck oder Anämie sind oft die ersten Symptome, deren Abklärung die chronische Niereninsuffizienz zutage fördert. Manchmal findet sich als einziger Hinweis auf die pyelonephritische Ätiologie wiederholte Dysurie in der Anamnese. In anderen Fällen bieten ein Analgetikaabusus, der Gebrauch von Diuretika oder Laxantien (Hypokaliämie), Nierenkoliken bei Nephrolithiasis oder instrumentelle Eingriffe an den ableitenden Harnwegen anamnestische Hinweise. Es gibt keine für eine chronische Pyelonephritis charakteristischen klinischen Befunde, obwohl ein Bluthochdruck weniger häufig und ein bräunlich-fahles Hautkolorit mit braunen Handinnenlinien häufiger als bei der chronischen Glomerulonephritis angetroffen wird. Im Urin findet sich eine gemischte oder tubuläre Proteinurie von weniger als 2 g/24 h [1]. Das Sediment weist häufig eine Leukozyturie auf. Außerdem finden sich oft eine Mikro-, gelegentlich auch eine Makrohämaturie. Im Gegensatz zur akuten Pyelonephritis lassen sich bei der chronischen Pyelonephritis nicht in jeder Harnprobe Erreger nachweisen. Die Harnuntersuchung muß daher häufiger wiederholt werden. Die zweimalige Mittelstrahlurinuntersuchung erhöht die Sicherheit, ein richtiges bakteriologisches Ergebnis zu erhalten von 80% nach der ersten auf 95% nach der zweiten Untersuchung. Bei zweifelhaftem Ergebnis wird der Urin durch suprapubische Blasenpunktion gewonnen. Die Harnblasenkatheterisierung alleine zum Zwecke der sterilen Harngewinnung ist kontraindiziert. Die im Blasenpunktionsurin nachgewiesenen Erreger sind unabhängig von der Keimzahl pathologisch. Der Urin des gesunden Menschen ist keimfrei.

Die Nierenfunktionseinschränkung betrifft im Rahmen der chronischen Pyelonephritis ziemlich gleichmäßig tubuläre wie glomeruläre Funktionen. Die chronische Niereninsuffizienz unterscheidet sich daher im großen und ganzen nicht von der bei der chronischen Glomerulonephritis, obwohl häufiger als bei dieser tubuläre Partial-Funktionsstörungen beobachtet werden.

Zu diesen tubulären Funktionsstörungen zählt die verringerte Konzentrationskapazität pyelonephritischer Nieren [14]. Diese ist vor allem auf eine tubuläre Refraktärität gegenüber Vasopressin (Diabetes insipidus renalis) zurückzuführen. Sie kann durch eine osmotische Diurese bei gleichzeitiger maximaler Vasopressinkonzentration im Plasma nachgewiesen werden [5]. Normalerweise erreicht unter steigender Solutabeladung das in den Sammelröhren aus dem plasmaisotonen Tubuluslumen rückdiffundierende osmotisch freie Wasser ein Maximum, das sog. Transportmaximum für osmotisch freies Wasser, das bei weiterer

Steigerung der osmotischen Beladung weder zu- noch abnimmt. Mit steigenden distalen Harnvolumina wird daher die Konzentration des Endharns immer geringer, bleibt jedoch stets oberhalb der Plasmakonzentration. Bei einer tubulären Vasopressin-Refraktärität ist die Rückdiffusionskapazität der Sammelröhren für osmotisch freies Wasser jedoch verringert. Mit zunehmender Solutabeladung und steigenden Harnmengen wird osmotisch freies Wasser und ein plasmahypotoner Harn ausgeschieden. Um dieses Volumen (C_{H_2O}) ist dann schließlich die Harnmenge (V) größer als die Menge Plasma, die in derselben Zeit vollständig von Soluta befreit wurde (C_{osm}). Sie läßt sich nach der Formel $C_{H_2O} = V - C_{osm}$ berechnen. Die klinische Bedeutung dieser tubulären Funktionsstörung besteht darin, daß sie die Beurteilung des Hydratationszustandes eines Patienten aus der Konzentration von Harn und Plasma (Uosm/Posm) unmöglich macht: Trotz Ausscheidung eines plasmahypotonen Harnes kann sich der Patient in einem Zustand von Wassermangel befinden.

Eine andere tubuläre Funktionsstörung ist der renale Natriumverlust. Ihm liegt einmal die bei jeder chronischen Niereninsuffizienz zu beobachtende Erhöhung der fraktionalen Natriumausscheidung infolge der höheren Solutabeladung und vielleicht auch infolge zunehmender Wirkung eines natriuretischen Hormons zugrunde. Daneben nimmt die fraktionale Natriumausscheidung in selteneren Fällen von chronischer Pyelonephritis auch durch einen tubulären Defekt zu. In diesen Fällen finden sich die größten Salzverluste. An das Vorliegen eines Natriumverlustes bei chronischer Niereninsuffizienz ist zu denken, wenn die Natriumkonzentration im Plasma zwischen 132 und 138 mmol/l liegt und darunter, der Hämatokrit bzw. die Hämoglobinkonzentration im Blut im Verhältnis zum Grad der Nierenfunktionseinschränkung relativ hoch und der Blutdruck verhältnismäßig niedrig (RR systolisch < 140 mmHg) ist. Diese Patienten weisen oft ein braunes Hautkolorit mit braunen Handinnenlinien auf. Insgesamt ähnelt das klinische Bild der Nebennierenrindeninsuffizienz. Es gibt keine Methoden, um den Natriumbestand des menschlichen Organismus in vivo genau genug zu bestimmen. Liegen die geschilderten Symptome vor, so ist eine Erhöhung der Natriumzufuhr mit der Diät gerechtfertigt. Die Erhöhung der Natriumzufuhr in Form von Kochsalz und Natriumbicarbonat führt zu vermehrtem Durst und zur vermehrten tubulären Rückdiffusion von Wasser, so daß mit dem Natrium auch das Wasservolumen des Organismus zunimmt. Das Körpergewicht steigt an, das Plasmavolumen nimmt zu, der Hämatokrit sinkt und der Blutdruck steigt. Diese Veränderungen bewirken eine Zunahme der Filtration in den noch funktionierenden Nephronen mit Abnahme der Konzentration von Kreatinin und Harnstoff im Plasma und einer mit der Diurese steigenden renalen Natriumausscheidung. Auf diese Weise kann eine über das morphologisch begründete Maß hinausgehende Niereninsuffizienz erheblich gebessert werden. Die Salzsubstitution bei Verdacht auf Natriumverlustsyndrom sollte nur in der Klinik erfolgen. Sie macht die tägliche Kontrolle von Körpergewicht, Blutdruck, Harnmenge, Osmolalität, Natrium-, Kreatinin- und Harnstoffausscheidung und $2 \times$ wöchentlich die Bestimmung von Hämatokrit, Kreatinin, Harnstoff, Kalium, Natrium und Osmolalität im Blut erforderlich. Eine Gewichtzunahme unter NaCl-Zufuhr ohne gleichzeitige Zunahme der Kreatinin-Clearance zeigt eine gefährliche Salz- und Wasserretention an.

An weiteren selteneren tubulären Partialfunktionsstörungen kann man bei einer chronischen Pyelonephritis renale Kaliumverluste oder eine renale tubuläre Azidose beobachten.

Eine besondere Komplikation der chronischen Pyelonephritis findet sich bei der Analgetikanephropathie in Form von Karzinomen der ableitenden Harnwege [3].

Mit zunehmender Niereninsuffizienz tritt die klinische Bedeutung solitärer tubulärer Partialfunktionsstörungen der chronischen Pyelonephritis in den Hintergrund. Dennoch bietet die Erkrankung bis in das dialysepflichtige Stadium hinein Besonderheiten, die gegenüber anderen parenchymatösen Nierenerkrankungen zu berücksichtigen sind. Dazu gehören z. B. die Antibiotikawahl und ihre Dosierung sowie die Frage der Infektsanierung im Hinblick auf eine geplante Nierentransplantation. Die Darstellung dieser Probleme übersteigt den hier gesteckten Rahmen.

Zusammenfassung

Die Pyelonephritis ist eine bakteriell verursachte Entzündung des Niereninterstitiums und des Nierenbeckens. Sie entsteht i. allg. erst dann, wenn die Erreger aufgrund einer gestörten Urodynamik (obstruktive Pyelonephritis) oder aufgrund besonderer metabolischer Bedingungen (nicht obstruktive Pyelonephritis) in der Niere haften bleiben können. Es werden die heutigen Vorstellungen über die Infektionswege und die wichtigsten Erreger besprochen. Anschließend werden Beschwerdebild, klinischer Befund, Labordiagnostik und Nierenfunktionseinschränkung sowie der Verlauf der akuten und chronischen Pyelonephritis dargestellt.

Literatur

1. Alt JM, Jänig H, Schurek HJ, Stolte H (1979) Study of renal protein excretion in chronic pyelonephritis. Contrib Nephrol 16:37–43
2. Asscher AW, Sussman M, Waters WE, Davis RH, Chick S (1966) Urine as a medium for bacterial growth. Lancet 2:1037
3. Bengtsson U, Johansson S, Angervall L (1978) Malignancies of the urinary tract and their relation to analgesic abuse. Kidney Int 13:107–113
4. Brenner BM, Rector FC (1981) The kidney, 2nd ed, vol II. WB Saunders Co, Philadelphia London Toronto, p 1576
5. Buchborn E, Edel H, Anastasakis S (1959) Funktionsstörungen des distalen Nephron zur diagnostischen Unterscheidung der Phase II und III der konzentrativen Nierenleistung und ihrer Defekte bei chronischen Nierenerkrankungen. Verh Dtsch Ges Inn Med 65:298
6. Cotran RS, Pennington JE (1981) Urinary tract infection, pyelonephritis and reflux nephropathy. In: Brenner BM, Rector FC (eds) The kidney, 2nd, vol II. WB Saunders Co, Philadelphia London Toronto, p 1580–1587
7. Cotran RS, Pennington JE (1981) Urinary tract infection, pyelonephritis and reflux nephropathy. In: Brenner BM, Rector F (eds) The kidney, 2nd, vol II. WB Saunders Co, Philadelphia London Toronto, p 1589

8. Freedman LR (1979) Interstitial renal inflammation, including pyelonephritis and urinary tract infection. In: Earley LE, Gottschalk CW (eds) Strauss & Welt's diseases of the kidney third edition, vol II. Little, Brown and Co, Boston, p 823 up 840
9. Grainger RG, Longstaff AJ, Parsons MR (1982) Xanthogranulomatons pyelonephritis: A reapraisal. Lancet I:1398–1401
10. Höffler D, Bittner B, Fiegel P, Köhler H (1973) Phenacetin-Niere Symptomatik und Verlauf bei 53 Patienten. Dtsch Med Wochenschr 98:2012–2016
11. Huland H, Busch R (1982) Chronic pyelonephritis as a cause of end stage renal disease. J Urol 127:786–790
12. Kaijser B, Lasson P (1982) Experimental acute pyelonephritis caused by Enterobacteria in animals. A review. J Urol 127:786–790
13. Kincaid-Smith P (1978) Analgesic nephropathy. Kidney Int 13:1–4
14. Kleeman CR, Hewitt WL, Guze LB (1960) Pyelonephritis. Medicine 39:3–116
15. Last PM, Harbison PA, Marsh JA (1966) Bacteraemia after urological instrumentation. Lancet I:74–76
16. Lison AE, Losse H (1982) Pyelonephritis. Definition, Ätiologie, Pathogenese, Diagnostik und Therapie. Urologe [Ausg A] 20:19–24
17. Molland EA (1978) Experimental renal papillary necrosis. Kidney Int 13:5–14
18. Prát V (1966) Die Infektionswege. In: Losse H, Kienitz M (eds) Die Pyelonephritis. G Thieme, Stuttgart, S 9–19
19. Prát V (1967) Tierexperimentelle, klinische und therapeutische Erfahrungen über die Pyelonephritis. Med Klin 62:1221–1226
20. Stamey TA, Sexton CC (1975) The role of vaginal colonization with Enterobacteriaceae in recurrent urinary infections. J Urol 113:214
21. Thurau K (1980) Pathophysiology and prevention of acute renal failure. Proc EDTA, Prag, vol 17, pp 119–123
22. Väisänen V, Tallgren LG, Mäkelä PH, Källenius G, Hultenberg H, Elo J, Siitonen A, Svanborg-Edén C, Svenson SB, Korhonen T (1981) Mannose-resistant haemagglutination and P antigen recognition are characteristic of escherichia coli causing primary pyelonephritis. Lancet II:1366–1369

Asymptomatische Bakteriurie beim Kind und bei der Frau

St. Peter [1]

Bakteriurie ist ein *Symptom* des *Harnwegsinfektes*. Die *symptomatische Bakteriurie* entspricht praktisch dem Harnwegsinfekt. Zum klinischen Rahmen der symptomatischen Bakteriurie gehören deshalb häufig noch weitere Symptome wie Algurie, Pollakisurie, Zystalgie, Fieber, erhöhte BKS sowie als Ausdruck eines allgemeinen Krankheitsgefühls – insbesondere bei Kindern – Appetit- und Gedeihstörungen, Leibschmerzen und Erbrechen. Dieser klinische Rahmen fehlt der *asymptomatischen Bakteriurie,* die per se keinen erwiesenen Krankheitswert besitzt. Wie der Begriff ausdrücken soll, steht außer der Bakteriurie kein weiteres Symptom einer möglichen Erkrankung im Raum.

Ziel dieser Arbeit ist es, über Diagnose, Häufigkeit und gegenwärtigen Stand der Beurteilung der asymptomatischen Bakteriurie zu berichten.

Definition

Der Begriff „asymptomatische Bakteriurie" ist im Schrifttum nicht einheitlich und wird mit zahlreichen, weit voneinander abweichenden Bedeutungen benutzt. Bakteriurien, die im Rahmen von Felduntersuchungen (Reihenuntersuchungen, Screening) erfaßt wurden, wobei die Patienten aktuelle oder anamnestische Symptome haben, dürften nicht als asymptomatische Bakteriurie bezeichnet werden. Von asymptomatischer Bakteriurie sollte nur gesprochen werden, wenn bei einem subjektiv beschwerdefreien Patienten mit Bakteriurie weder mit klinischen Untersuchungsmethoden noch bei der Untersuchung von Blutkörperchensenkungsgeschwindigkeit und Blutbild pathologische Befunde erhoben werden [21]. Diese Definition wird in der Literatur nicht immer streng beachtet. Als Synonyme erscheinen im anglo-amerikanischen Schrifttum die Begriffe "covert bacteriuria" "latent bacteriuria" und auch "screening bacteriuria" [31].

In einer inzwischen klassischen Arbeit beschäftigte sich Kass [12] als einer der ersten mit der asymptomatischen Bakteriurie. Er untersuchte Spontanurin (kein Mittelstrahlurin!) von Frauen und definierte nach statistischen Kriterien die Diagnose bei einer Keimzahl von 10^5 Bakterien/ml Urin (Tabelle 1).

Die Uringewinnung wie auch die Keimzahl sind für die Definition einer asymptomatischen Bakteriurie von Bedeutung. In Nachuntersuchungen konnte gezeigt werden, daß die erhöhte Keimzahl des Spontanurins alleine die Diagnose Bakteriurie nicht rechtfertigt [25], da die bakterielle Besiedelung der Schamhaare, der Labien, der Vagina und des Ostium urethrae externum eine sekundäre Verun-

---

1 Urologische Klinik, Klinikum Mannheim der Universität Heidelberg, D-6800 Mannheim 1

Der Harnwegsinfekt
Hrsg. v. K.-H. Bichler und J. E. Altwein
© Springer-Verlag Berlin Heidelberg 1985

Tabelle 1. Bakteriurie

Keimzahl: 10^5/ml Urin (10^4)
Urinpathogene Keime
Anzahl der Keimarten 1 (2)
2–3 positive Untersuchungen

reinigung verursachen können. Aus diesem Grund sollte zur Beurteilung einer Keimbesiedlung der Mittelstrahlurin oder besser „späte" Mittelstrahlurin untersucht werden, nachdem das äußere Genitale mit Wasser gereinigt wurde [25]. Bei der Frau sollen für den Mittelstrahlurin die Labien mit den Fingern gespreizt werden, ohne daß Urin die Finger streift. Bei einer Reinigung des Ostium externum urethrae mit Desinfektionslösung sollte immer darauf geachtet werden, daß das Desinfektionsmittel wieder abgewischt wird, damit Urethra sowie das Ostium urethrae frei von Bakteriziden sind, was sonst falsch-negative Werte verursachen kann. Von vielen Autoren wird aus ähnlichem Grund auch die Beurteilung des Katheterurins abgelehnt: Der Katheter kann sowohl Desinfektionslösung in die Harnblase schieben, wie auch Keime aus der Urethra in die Harnblase fördern [27]. Ein Mittelstrahlurin ist bei Kindern erst bei kontrollierter Miktion und bei Frauen mit entsprechendem „Gewicht und Gesicht" verwertbar. Sowohl Körperfülle wie auch eingeschränkte geistige Fähigkeiten können eine korrekte Uringewinnung unmöglich machen. Als sicherste Möglichkeit zur Uringewinnung wird deshalb von einigen Autoren eine suprapubische Blasenpunktion empfohlen [27]. Praktisch wird man jedoch zuerst einen Mittelstrahlurin zur Auswertung heranziehen. Sollten 2–3 Kontrollen einen positiven Befund ergeben, muß vor einer gezielten Therapie bei Kindern und weiblichen Patienten die Zuverlässigkeit der Mittelstrahluringewinnung gesichert sein.

Nicht nur bei Kindern empfiehlt sich eine genaue Untersuchung des Genitale, da eine Phimose, Balanitis, Vulvitis und Fluor eine unvermeidbare Kontamination des Mittelstrahlurins hervorrufen. Die Harngewinnungsmethode sowie der Genitalbefund müssen deshalb bei der Interpretation der Keimzahl berücksichtigt werden.

In der Praxis empfiehlt sich folgendes pragmatisches Vorgehen: Bei Kindern, Jugendlichen und Erwachsenen, bei welchen kein Verdacht auf einen Harnwegsinfekt besteht, genügt zur Orientierung die Untersuchung des spontanen Morgenurins. Erst bei Aufkommen des Verdachts auf eine Bakteriurie bzw. einen Harnwegsinfekt muß der Befund durch Mittelstrahlurin, Katheterurin oder Punktionsurin verifiziert werden.

Je nach Art der Uringewinnung sind folgende Keimzahlen als pathologisch anzusehen (Tabelle 2): Bei Spontan- und Mittelstrahlurin über 10^5 Keime/ml Urin, bei Katheterurin über 10^4 Keime/ml Urin und bei Blasenpunktionsurin jede Art von Keimwachstum.

Erst nach zwei- bis dreimaligem Ausschluß einer falsch-positiven Bakteriurie im Spontan- bzw. Mittelstrahlurin erscheint die Blasenpunktion bzw. die Untersuchung des Katheterurins gerechtfertigt.

Nach Festlegung der Keimzahl ist die Bestimmung der Keimart für die Diagnose der asymptomatischen Bakteriurie unerläßlich. Es müssen hohe Keimzah-

Tabelle 2. Keimzahl im Harn

Punktionsharn:	Jeder Keimnachweis ist pathologisch
Katheterurin:	Keimzahl/ml Urin
normal	bis 10^3
verdächtig	10^3–5×10^4
pathologisch	über 5×10^4
Spontan- und Mittelstrahlurin:	
normal	bis 10^4
verdächtig	10^4–10^5
pathologisch	über 10^5

len von *pathogenen* Keimen vorhanden sein. Döderlein-Bakterien in großer Zahl mit einigen wenigen Colibakterien stellen gewöhnlich keine Bakteriurie dar. Bei der signifikanten Bakteriurie finden sich in der Mehrzahl gramnegative Keime. Grampositive Kokken (wie Enterokokken, Streptokokken, Staphylokokken) sind mit 10–20% in der Minderzahl, wie auch u. a. Hirsch [11] bei Frauen nachweisen konnte. Die klassischen urinpathogenen Keime wie Coli, Proteus überwiegen zwar bei der asymptomatischen Bakteriurie, können jedoch in einem beträchtlichen Prozentsatz auch bei der Kontamination vorkommen. Weiterhin ist der Ausschluß von Mischinfektionen von besonderer Wichtigkeit. Nur in seltenen Fällen liegen bei der asymptomatischen Bakteriurie zwei verschiedene pathogene Keime vor.

Die asymptomatische Bakteriurie beim Kind

Es gibt vergleichsweise wenig epidemiologische Untersuchungen in Deutschland. Die meisten stammen aus dem anglo-amerikanischen Raum, wo solche Untersuchungen auf eine lange Tradition bauen können und auch die wichtige finanzielle Förderung erfahren. Von den vielen Untersuchungen sollen nur einige exemplarisch vorgestellt und kommentiert werden (Tabelle 3).

Bei der Analyse der epidemiologischen Studien über asymptomatische Bakteriurie trifft man auf die eingangs erwähnten Schwierigkeiten der Definition. Bei allen Untersuchungen muß man das Untersuchungsalter berücksichtigen sowie die Kriterien, nach denen eine Bakteriurie definiert wurde. Abgesehen von den Untersuchungen bei Neugeborenen, wurden für die ersten und orientierenden Untersuchungen Spontan- oder Mittelstrahlurin verwendet. Dabei erhobene positive Befunde wurden teilweise mit Katheterurin überprüft. Die Keimzahlfestlegung schwankt zwischen 10^4 und 10^5 Keimen/ml Urin.

Die Untersuchung von Abbott [1] in einer Entbindungsklinik erfolgte bei 1 460 Neugeborenen zwischen dem 3. und 6. Lebenstag. Bei allen Säuglingen wurde Blasenpunktionsurin für die Untersuchung gewonnen. Bei 14 Neugeborenen, also nahezu 9%, wurde eine signifikante Bakteriurie festgestellt. Im Gegensatz zu den Untersuchungen späterer Lebensalter durch andere Autoren überwogen die

Tabelle 3

	Pro- banden	Alter	Bakteriurie[a]		Ge- schlechts- verteilung
			Sp/M	K/P	
Abbott (1972)	1460	3– 6 J		(0,9%)	11♂, 3♀
Anders et al. (1974)	901	3– 6 J	4,4%	(1,8%)	♀
Schärer et al. (1976)	6311	3– 7 J	0,7%	(?)	♀
Asscher et al. 1973)					
Cardiff	1933	5– 7 J	1,2%	(0,8%)	♀
Oxford	1133	5– 7 J	2,4%	(1,5%)	♀
Cardiff	3839	8–12 J	1,8%	(1,2%)	♀
Oxford	1817	8–12 J	1,4%	(0,9%)	♀
Newcastle-Gruppe (1975)	13464	4–18 J	1,9%	(?)	♀
	278	4 J	1,0%	(?)	♀
	1052	10 J	2,6%	(?)	♀
	1595	5–18 J	0,2%	(?)	♂

[a] Die Prozentzahlen unter Sp/M beziehen sich auf Spontan- bzw. Mittelstrahlurin; unter K/P aufgeführte Prozentzahlen in Klammern sind Untersuchungen von Katheter- bzw. Blasenpunktionsurin

Knaben bei Neugeborenen mit signifikanter Bakteriurie. Bei der klinischen Untersuchung dieser 14 Kinder hatten 5 Kinder Symptome, die eine Infektion vermuten ließen, die restlichen 9 Kinder waren symptomfrei.

Die beiden Untersuchungen aus Deutschland [3, 24] zeigen bei der Altersgruppe von 3–6 bzw. 7 Jahren einen großen Unterschied in der Häufigkeit der Bakteriurie. Beide Arbeitsgruppen verwandten die gleiche Technik zur Uringewinnung des Mittelstrahlurins. Die Kinder miktionierten in einen Aluminiumtopf mit einem Einsatz, der einen sterilen Plastikbecher enthält. In der Untersuchung von Anders et al. [3] sollten die Eltern am Morgen der Untersuchung nochmal das Genitale der Mädchen mit Wasser und Seife reinigen.

Bei 4,4% der Mädchen, die bei Wiederholungsuntersuchungen erneut einen bakteriologischen Harnbefund zeigten, wurde Katheterurin bakteriologisch untersucht. Dabei hatten noch 1,8% eine signifikante Bakteriurie. Bei Anders [3] ergab sich ein Häufigkeitsunterschied zwischen Stadt- und Landbevölkerung von 1:2, d.h. 1,1% der Stadtkinder und 1,9% der Landkinder hatten eine Bakteriurie.

Die Cardiff-Oxford-Gruppe [6] untersuchte schulpflichtige Kinder, die in der Tabelle nochmals in zwei Altersgruppen aufgeführt werden. In Cardiff wurde für diese Untersuchung ein speziell entwickelter Bus eingesetzt. In diesem Wagen erfolgte die Miktion und Materialaufarbeitung unter standardisierten Bedingungen. Die Kinder aus Oxford miktionierten zu Hause. In der Gruppe aus Oxford haben nahezu doppelt so viele Mädchen einen durch Katheterurin gesicherten Harnwegsinfekt, während in der Gruppe der 8- bis 13jährigen Mädchen bei höherer Untersuchungszahl mehr Harnwegsinfekte in Cardiff gefunden wurden.

Sehr viele Kinder wurden auch durch die Gruppe aus Newcastle [20] untersucht. Insgesamt hatten dort 1,9% der Kinder und Jugendlichen eine Bakteriurie. Mit 1% hatten die 4jährigen am wenigsten, die 10jährigen Mädchen hatten mit

2,6% am häufigsten Bakteriurien. Eine Beziehung zwischen Bakteriurie und sozialem Umfeld wurde nicht festgestellt. Knaben haben mit 0,2% nur selten eine signifikante Bakteriurie. Diese Zahlen werden auch von anderen Arbeitsgruppen bestätigt [15].

Die Häufigkeit der Bakteriurie bei Kindergartenmädchen und Schulmädchen schwankt also zwischen 0,7 und 2,5%. Die Literatur ist hier einheitlich. Bei den Neugeborenen haben – wie auch andere Autoren zeigen [7] – die Knaben den höheren Anteil an Bakteriurien.

Die Mädchen mit signifikanter asymptomatischer Bakteriurie hatten schon zwischen 22% und 40% einen vesiko-ureteralen Reflux und in 15–42% pyelonephritische Narben an den Nieren [5, 19, 20, 22, 24]. Pyelonephritische Narben und ein vesiko-ureteraler Reflux wurden häufig bei denselben Kindern gleichzeitig angetroffen. Das Vorkommen einen Refluxes, der Grad desselben und das Auftreten pyelonephritischer Veränderungen im Urogramm scheinen vom Alter abhängig zu sein. Dies bedeutet, daß der Nierenschaden bei einer Bakteriurie, auch wenn sie scheinbar asymptomatisch verläuft, bereits im frühen Kindesalter auftritt. Von den meisten Autoren dieser und anderer nicht aufgeführten Arbeiten wird jedoch betont, daß ca. 30% der Kinder doch versteckte Symptome einer Infektion hatten, die eben nur von den klassischen Symptomen des Harnwegsinfektes der Erwachsenen abwichen [16]. Aus diesem Grund wird von manchen Autoren [19, 23] der Begriff "covert bacteriuria", also versteckte Bakteriurie, bevorzugt. Dem Pädiater sind die subjektiven und objektiven Symptome einer Harnwegsinfektion des Kindes geläufiger als dem Urologen. In der unteren Altersgruppe der 1- bis 2jährigen Kinder liegen häufig Appetit- und Gedeihstörungen sowie Erbrechen und Durchfall vor. In der Gruppe der 2- bis 3jährigen Kinder überwiegt dagegen die Pollakisurie, Leibschmerzen und Enuresis [18, 21]. Häufigen Harndrang lassen die Kinder längst nicht so oft erkennen wie man – ausgehend von der Zystitis der Erwachsenen – vermuten würde. Vielmehr vermeiden die Kinder die schmerzhafte Miktion möglichst lange. Der Zwiespalt zwischen Harndrang und Verhaltung äußert sich bei ihnen nicht selten in Unruhezuständen, Einnässen und anderen „Unarten", die nicht als Beschwerdebild einer Erkrankung, sondern als Verhaltensstörung aufgefaßt werden.

In einer Arbeit aus dem Göteborger Pädiatrischen Klinik über die Epidemiologie der *symptomatischen* Harnwegsinfekte [30] wird als symptomatisch bezeichnet, wenn die Eltern wegen kindlicher Symptome, d. h. das Kind war in irgend einer Weise aufgefallen, ärztlichen Rat suchten (Symptomatic denotes that the child's symptoms were such that the parents sought medical advice). Diese Definition zeigt, wie groß der Rahmen der Symptomatik von Harnwegsinfekten ausfallen kann.

Die asymptomatische Bakteriurie bei der Frau

Bei den Frauen ist die Erfassung der asymptomatischen Bakteriurie im Prinzip einfacher, da die Uringewinnung bei den meisten Frauen zuverlässig ist und die Harnuntersuchung in Deutschland zur Schwangerschaftsbetreuung gehört, was mindestens während dieser Zeit Kontrollen ermöglicht. Aus eigenen Beobachtungen ist jedoch festzustellen, daß eine Urinuntersuchung auf Eiweiß und Erythrozyten in der Regel von den betreuenden Ärzten während der Schwangerschaft vorgenommen wird, eine bakteriologische Untersuchung des Urins routinemäßig häufig jedoch nicht erhoben wird. Erst wenn eine Anamnese oder Symptome den Verdacht auf einen Harnwegsinfekt unterstützen, wird der Urin gezielt auf Bakterien untersucht.

Kass [13] fand bei 6% der untersuchten schwangeren Frauen eine persistierende Bakteriurie. Ohne Behandlung entwickelten 16% dieser Frauen während der Schwangerschaft akute Symptome der Pyelonephritis. Die Beziehung zwischen Bakteriurie in der Frühschwangerschaft und späteren akuten Pyelonephritiden wird von vielen Autoren bestätigt [10, 11, 17]. Die Inzidenz der akuten Pyelonephritis bei asymptomatischer Bakteriurie während der Schwangerschaft schwankt in der Literatur zwischen 14 und 63% [29]. Die Zahl der Bakteriurien nimmt auch mit der Zahl der Schwangerschaften zu. Bakteriurische Frauen haben häufiger Schwangerschaftskomplikationen wie Frühgeburten oder drohende Frühgeburten, Schnittentbindungen, perinatale Mortalität und Präeklampsie [11].

Es liegen auch viele Untersuchungsergebnisse nicht schwangerer Frauen vor. Untersuchungen aus Südwales und Jamaika [14] sowie Japan [9] zeigen eine signifikante Bakteriurie bei 3–7% der erwachsenen Frauen. Kass et al. [14] vermuteten, daß die asymptomatische signifikante Bakteriurie ein Frühstadium in der Pathogenese des Harnwegsinfektes darstellt und diese subklinischen Infekte zu akut-chronischen Infekten und evtl. Nierenversagen führen.

Nach Stamey [26] haben 4% der Frauen im frühen Erwachsenenalter eine Bakteriurie. Die Prozentzahl nimmt dann pro Lebensdekade um 1% zu. Demgegenüber zeigen nur 1% der Männer eine signifikante Bakteriurie. Schätzungsweise sollen 10–20% aller Frauen im Laufe ihres Lebens Harnwegsinfekte haben.

Mit 3 578 Untersuchungen konnte auch die Gruppe aus Cardiff [28] großes Zahlenmaterial vorlegen. Sie fanden bei 3,5% der Frauen eine signifikante Bakteriurie. Frauen mit 5 und mehr Kindern waren häufiger betroffen. 91% der Frauen mit signifikanter asymptomatischer Bakteriurie hatten typische Symptome von Harnwegsinfekten in der Vorgeschichte, 69% sogar in den letzten 12 Monaten. Zusätzlich hatten diese Frauen schon alle einen signifikant höheren Blutdruck und höheren Blutharnstoff sowie eindeutig röntgenologische Veränderungen (34%).

Die Frauen, welche orale Kontrazeptiva nahmen, hatten häufiger eine signifikante Bakteriurie als die Kontrollgruppe. Mögliche hormonale Faktoren können – ähnlich wie während der Schwangerschaft – die Entwicklung eines Harnwegsinfektes begünstigen. Nach Ascher [5] ist die Bakteriurie bei Schwangeren gegenüber den Nichtschwangeren nicht verbreiteter, bei Schwangeren findet nur seltener eine spontane Heilung statt.

Sind Reihenuntersuchungen notwendig?

Aufgrund der vielen epidemiologischen Untersuchungen stellt sich die Frage, ob unter Berücksichtigung der hohen Kosten und des großen personellen Aufwandes nach dem heutigen Kenntnisstand Reihenuntersuchungen auf asymptomatische Bakteriurie gerechtfertigt sind, um evtl. frühe Parenchymschäden der Niere zu erfassen. Wie schon beschrieben, zeigten einige Kinder mit Bakteriurie bei der Röntgenuntersuchung pyelonephritische Narben und/oder einen vesiko-ureteralen Reflux [5, 19, 20, 22, 24]. McLachlan et al. [19] beobachteten, daß mit zunehmendem Grad des Refluxes der Anteil der pyelonephritisch veränderten Nieren zunimmt. Das Vorkommen eines Refluxes, der Grad desselben und das Auftreten pyelonephritischer Veränderungen scheint vom Alter abhängig zu sein. Dies bedeutet, daß der Nierenschaden evtl. auch bei einer asymptomatischen Bakteriurie bereits im frühen Kindesalter eintritt. Deshalb müßte eine Prophylaxe schon im Kleinkindesalter erfolgen. Praktisch durchführbar sind routinemäßige Reihenuntersuchungen jedoch erst bei Kindern mit kontrollierter willkürlicher Miktion im Alter ab ca. 3 Jahren, wobei in diesem Alter jedoch schon Parenchymschäden aufgetreten sein können. Da bei allen Untersuchungen – abgesehen von den Neugeborenen – eine eindeutige Dominanz der Mädchen mit Bakteriurie vorliegt, könnten Knaben bei Felduntersuchungen vernachlässigt werden.

Unter Berücksichtigung dieser Gesichtspunkte kommt die Sektion für Urologie der Amerikanischen Akademie der Kinderärzte [2] zu folgender Empfehlung:

Massen-Screening von Schulmädchen ist nicht so ergiebig, daß der hohe Kostenaufwand gerechtfertigt wäre. Screening *weiblicher Vorschulkinder* auf Bakteriurie sollte weiterhin durchgeführt werden. Eine endgültige empfehlende Stellungnahme kann jetzt noch nicht gegeben werden und setzt noch mehr Ergebnisse und Erfahrungen voraus.

Auf Empfehlung des amerikanischen National Kidney Foundation Committee sollte das Hauptgewicht zur Vermeidung von Nierenparenchymschäden wie folgt gelegt werden:

1. Sowohl Arzt wie auch Patient müssen größere Anstrengungen unternehmen, die *symptomatischen Harnwegsinfekte* eindeutig zu diagnostizieren und zu behandeln.
2. Die Patienten, die einen Arzt aufsuchen, sollten auch auf mögliche Harnwegsinfektionen untersucht werden.

Erst an dritter Stelle würde die Felduntersuchung auf asymptomatische Bakteriurie als präventivmedizinische Maßnahme stehen. Diese Empfehlung gilt jedoch nicht für schwangere Frauen. Bei Frauen muß während der Schwangerschaftsbetreuung zur Vermeidung von Schaden für Mutter und Kind auch eine regelmäßige Untersuchung des Urins auf Bakterien erfolgen, um die erwähnten Schwangerschaftskomplikationen zu vermeiden.

Zusammenfassung

Die asymptomatische Bakteriurie ist häufig ein Harnwegsinfekt mit versteckten Symptomen. Nicht das Fehlen von Symptomen, sondern das – unbewußte oder bewußte – Nichtbeachten bzw. Negieren der Symptome macht diese Form der Bakteriurie asymptomatisch [4].

Abgesehen von Neugeborenen, wo eine Dominanz bei den Knaben liegt, kommt die asymptomatische Bakteriurie bei Mädchen und Frauen bedeutend häufiger vor. Bis zur Volljährigkeit schwankt die Häufigkeit bei 1–2% und nimmt danach zu. Etwa 4% der erwachsenen Frauen haben eine asymptomatische Bakteriurie, wobei Spontanheilungen und Neuerkrankungen etwa im Gleichgewicht stehen.

Nach dem heutigen Kenntnisstand erscheinen Reihenuntersuchungen bei Mädchen im Vorschulalter gerechtfertigt. Ob bei einer in diesem Alter gefundenen asymptomatischen Bakteriurie eine Behandlung erfolgen muß, hängt von den Begleiterkrankungen wie vesikorenalem Reflux oder pyelonephritischen Narben ab.

Routinemäßige Untersuchungen auf Bakteriurie während der Schwangerschaft müssen weiterhin ihren festen Platz während der Schwangerschaftsbetreuung haben. Die unbehandelte Bakteriurie ist während der Schwangerschaft für die Gesundheit von Mutter und Kind eine große Gefahr.

Literatur

1. Abbott GD (1972) Neonatal bacteriuria; a prospective study in 1460 infants. Br Med J 1:267–269
2. American Academy of Pediatrics; Section of Urology (1977) Screening school children for urologic disease. Pediatrics 60:239–243
3. Anders D, Anders I, Sitzmann FC (1974) Feldstudie zur Epidemiologie inapparenter Harnwegsinfektionen bei Mädchen im Vorschulalter. Med Klin 69:1850–1859
4. Asscher AW (1972) Clinical significance of asymptomatic bacteriuria. In: Losse H, Kienitz M (Hrsg) Pyelonephritis. G Thieme, Stuttgart
5. Asscher AW (1975) Urinary tract infection: value of early diagnosis. Kidney Int 7:63–67
6. Asscher AW, McLachlan MSF, Jones RV, Meller S, Sussman M, Harrison S, Johnston HH, Sleight G, Fletcher EW (1973) Screening for asymptomatic urinary-tract infection in school girls. Lancet 1–4
7. Boothman R, Laidlaw M, Richards IDG (1974) Prevalence of urinary tract infection in children of preschool age. Arch Dis Childh 49:917–922
8. Cardiff-Oxford Bacteriuria Study Group (1978) Sequelae of covert bacteriuria in schoolgirls. Lancet 889–893
9. Freedman LR, Phair JP, Soki M, Hamilton HB, Nefzger MD, Hirata M (1965) The epidemiology of urinary tract infections in Hiroshima. Yale J Biol Med 37:262–282
10. Grüneberg RN, Leigh DA, Brumfitt W (1969) Relationship of bacteriuria in pregnancy to acute pyelonephritis, prematurity, and fetal mortality. Lancet 1–3
11. Hirsch HA (1967) Diagnostische Probleme und Bedeutung der sogenannten asymptomatischen Bakteriurie. In: Losse H, Kienitz M (Hrsg) Pyelonephritis. G Thieme, Stuttgart
12. Kass EH (1956) Asymptomatic infections of the urinary tract. Trans Ass Am Phycns 69: 56–64

13. Kass EH (1959) Bacteriuria and pyelonephritis in pregnancy. Trans Ass Am Phycns 72:257–263
14. Kass EH, Savage W, Santamarina BAG (1965) The significance of bacteriuria in preventive medicine. In: Kass EH (ed) Progress in pyelonephritis. Davis, Philadelphia
15. Kunin CM (1971) Epidemiology and natural history of urinary tract infection in school age children. Pediat Clin N Am 18:509–519
16. Kunin CM (1974) Current status of screening children for urinary tract infections. Pediatrics 54:619–621
17. Little PJ (1966) The incidence of urinary infection in 5000 pregnant women. Lancet 925–928
18. Marget W (1977) Der Harnwegsinfekt im Kindesalter. Verhandlungsbericht der Deutschen Gesellschaft für Urologie. Springer, Berlin Heidelberg New York
19. McLachlan MSF, Meller ST, Verrier Jones ER, Asscher AW, Fletcher EWL, Mayon-White RT, Ledigham JGG, Smith JC, Johnston HH (1975) Urinary tract in schoolgirls with covert bacteriuria. Arch Dis Childh 50:253–258
20. Newcastle Asymptomatic Bacteriuria Research Group (1975) Asymptomatic bacteriuria in schoolchildren in Newcastle upon Tyne. Arch Dis Childh 50:90–102
21. Olbing H (1979) Harnwegsinfektion bei Kindern und Jugendlichen. G Thieme, Stuttgart New York
22. Savage DCL, Wilson MI, Ross EM, Fee WM (1969) Asymptomatic bacteriuria in girl entrants to Dundee primary schools. Br Med J 3:75–80
23. Savage DCL, Wilson MI, McHardy M, Dewar DAE, Fee WM (1973) Covert bacteriuria in childhood. A clinical and epidemological study. Arch Dis Child 48:8–19
24. Schärer K (1976) Screening auf Harnwegsinfektionen. Mschr Kinderheilk 124:664–666
25. Stamey TA (1972) Urinary infections. Williams & Wilkens, Baltimore
26. Stamey TA (1973) The prevention of recurrent urinary infections. Science and Medicine Publ Co, New York
27. Stamey TA (1978) Urinary tract infections in women. In: Harrison JH, Gittes RF, Perlmutter AD, Stamey TA, Walsh PC (eds) Campbell's urology. WB Saunders Comp, Philadelphia London Toronto
28. Sussman M, Asscher AW, Waters WE, Evans JAS, Campbell H, Evans KT, Williams JE (1969) Asymptomatic significant bacteriuria in the non-pregnant woman. I. Description of a population. Br Med J 1:799–803
29. Whalley P (1967) Bacteriuria of pregnancy. Am J Obstet Gynecol 97:723–738
30. Winberg J, Andersen HJ, Bergström T, Jacobsson B, Larson H, Lincoln K (1974) Epidemiology of symptomatic urinary tract infection in childhood. Acta Paediat Scand [Suppl] 252
31. Winberg J (1978) Urinary tract infections in infants and children. In: Harrison JH, Gittes RF, Perlmutter AD, Stamey TA, Walsh PC (eds) Campbell's urology. WB Saunders Comp, Philadelphia London Toronto

Harnwegsinfekte bei Frauen

K. Peter, K.-H. Bichler und S. Halim [1]

Der Harnwegsinfekt bei der Frau stellt nicht selten ein schwieriges Problem für den behandelnden Arzt dar. Das weite Spektrum von der symptomlosen Bakteriurie bis zur lebensgefährlichen Pyelonephritis in der Schwangerschaft und hartnäckig rezidivierenden Infekten mit deutlicher Beeinträchtigung der Lebensqualität, etwa in der Vita sexualis, erzwingt eine differenzierte Betrachtungsweise mit manchmal aufwendigen Untersuchungsprogrammen und Therapieformen.

Für das Verständnis der Erkrankung sind einige epidemiologische Daten von Bedeutung. Während die Häufigkeit von Harnwegsinfekten bei Mädchen vor der Pubertät bei etwa 1% liegt, steigt sie besonders mit dem Einsetzen der sexuellen Aktivität sprunghaft an und liegt bei 20jährigen Frauen bei 4%. Der weitere Anstieg beträgt etwa 1% pro Lebensjahrzehnt. Er ist mit der sexuellen Aktivität nicht zu korrelieren, seine Ursachen sind unklar. Gelten die bisherigen Zahlen bezogen auf die Gesamtbevölkerung, so liegt die Häufigkeit für einzelne Gruppen bedeutend höher. Aus der Sicht des Urologen zählen zu diesen Risikogruppen die Urolithiasis-Patientinnen. Besonders Struvit-Steine und manchmal auch Oxalat- oder Apatitsteine enthalten Bakterien und geben sie immer wieder in den Urin ab, so daß die vorübergehende Sterilisation des Urins mit Antibiotika nicht den Therapieerfolg bedeutet [8]. Eine Sanierung des Infektes kann hier erst nach Entfernung des Steines erfolgen. Wichtig ist, daß der Stein vollständig entfernt wird, da jedes Fragment eine Quelle für Reinfektionen darstellt.

Ähnlich sind die Verhältnisse bei kongenitalen oder durch Operation erworbenen Anomalien, die zu einer erhöhten Infektrate führen können. Kongenitale Anomalien sind beispielsweise Divertikel oder Urachuszysten, mit erworbenen Anomalien sind u. a. Ureterstümpfe nach Nephrektomien gemeint. Auch hier wird die Sanierung von der Beseitigung der Anomalie abhängen. Stamey [8] weist darauf hin, daß diese Patientinnen auch später gehäuft Infekte haben werden.

Huland und seine Mitarbeiter [4] behaupten sogar, daß die chirurgische Intervention die spätere Infektanfälligkeit in keiner Weise beeinflußt.

Eine weitere Risikogruppe sind Patientinnen mit neurogener Blasenentleerungsstörung. Sie sind wegen der dabei auftretenden hohen Restharnmengen besonders gefährdet. Wiederum hängt die erfolgreiche Bekämpfung des Infektes vom Erfolg der Therapie der Grunderkrankung ab, besonders, ob es gelingt, die Restharnmengen zu reduzieren.

Eine sofortige Intervention verlangen die Infekte nach Obstruktion durch Papillennekrose. Ursächlich verantwortlich sein können eine diabetische Nephropathie oder der Abusus von Analgetika. Pfropft sich dann eine Obstruktion auf eine Bakteriurie auf, so resultiert ein septisches Krankheitsbild. Um weiteren Gewebs-

---

1 Urologische Abteilung der Universitätsklinik Tübingen, Calwer Str. 7, D-7400 Tübingen

Der Harnwegsinfekt
Hrsg. v. K.-H. Bichler und J. E. Altwein
© Springer-Verlag Berlin Heidelberg 1985

untergang der schon geschädigten Niere abzuwenden, ist die sofortige Intervention mit Ureterenkatheterisierung und hochdosierter Antibiotikagabe erforderlich.

Ein besonderes Problem für Gynäkologen und Urologen stellen Harnwegsinfekte in der Schwangerschaft dar [1]. Hirsch [3] nennt drei Ursachen für das hohe Risiko von Infektionen während der Schwangerschaft und Geburt:

1. Die hormonell bedingte Dilatation der Harnwege,
2. die mechanischen Probleme durch den sich vergrößernden schwangeren Uterus,
3. den häufigen Katheterismus während der Geburt.

Auch Kincaid-Smith [6] nennt als Ursache den dilatierten hypotonen Ureter mit vergrößertem Totraum in der Schwangerschaft. Sie betont, daß die Bakteriurie schon in der frühen Schwangerschaft auftritt, und fordert deshalb, wie verschiedene andere Autoren [3, 8] die energische und frühzeitige Therapie dieser Infekte. So weist Stamey [8] auf das erhöhte Risiko von Pyelonephritiden im letzten Drittel der Schwangerschaft hin, wenn Infekte vorher nicht behandelt worden sind. Hirsch [3] nennt aus der Sicht des Geburtshelfers die Häufung von EPH-Gestosen, postpartalen Endometritiden und Frühgeburten bei diesen Patientinnen sowie das Persistieren von Bakteriurien post partum in etwa 25% der Fälle, die dann auch zu radiologisch nachweisbaren Nierenveränderungen führen. Hier ist eine weitere Gruppe von Risikopatientinnen aus der Sicht des Gynäkologen anzuführen, nämlich diejenigen nach gynäkologischen Operationen und mit gynäkologischen Tumoren. Für ursächlich verantwortlich muß dabei nicht zuletzt der häufig erforderliche Dauerkatheter bzw. die wiederholten Einmalkatheterisierungen angesehen werden [3]. Eine weitere Ursache, besonders nach gynäkologischen Operationen, ist die denervierte Blase, die zu einer neurogenen Blasenentleerungsstörung führt, wie Haumer und Bichler ausführen (S. 107).

Bei der Besprechung dieser Risikogruppen sind schon eine Reihe von Risikofaktoren genannt worden, die das Entstehen und Persistieren von Harnwegsinfekten fördern. Sie lassen sich unter den Stichworten Obstruktion und iatrogene Manipulation zusammenfassen. Bei der Mehrzahl von Frauen, die den Arzt in seiner Praxis mit Harnwegsinfekten aufsuchen, spielen diese Mechanismen ätiologisch keine Rolle. Fowler u. Stamey [2] haben die Herkunft von pathogenen Keimen bei Harnwegsinfekten untersucht und finden dabei die Kontamination der Vaginalöffnung von rektal. Auf die Besiedelung der Vaginalschleimhaut folgt dann schnell die Bakteriurie mit den gleichen Keimen. Fowler u. Stamey [2] untersuchten die Faktoren, die die Besiedelung der Vaginalschleimhaut möglich machten. Dabei fanden sie keinen Unterschied der Vaginalflüssigkeit zwischen Patientinnen und einer Kontrollgruppe, bezogen auf Leukozyten, Östrogenindices, pH, Glykogenkonzentration, Antikörperkonzentrationen oder die normale Keimbesiedelung. Sie vermuteten daher einen Unterschied in den Zellen der Vaginalschleimhaut. Dies wird durch die Untersuchungen von Kallenius u. Winberg [5] sowie Schaeffer und seinen Mitarbeitern [7] bestätigt. Alle diese Untersuchungen zeigen eine geringere Konzentration von Antikörpern gegen fäkale Bakterien in den Mukosazellen von Patientinnen mit rezidivierenden Harnwegsinfekten gegenüber gesunden Kontrollprobandinnen.

Die Diagnose eines Harnwegsinfektes basiert auf dem Nachweis von pathogenen Keimen im Urin. Das methodische Problem ist, wie dieser Urin gewonnen werden soll. Die Wahrscheinlichkeit der Kontamination mit Keimen aus Urethra und Vaginalöffnung ist bei einem Spontanurin ziemlich hoch. Sie ist geringer bei Mittelstrahlurin, ob dieser gewonnen werden kann, hängt jedoch von der Mitarbeit der Patientin ab oder von der Anwesenheit geschulten Personals. Die Katheterisierung ist die für die Praxis wichtigste Methode der Uringewinnung, allerdings besteht auch hier die Möglichkeit der Keimeinschleppung. In Einzelfällen wird man als sicherste Technik die suprapubische Punktion anwenden.

Ist der Harnwegsinfekt nachgewiesen, hängt das weitere Untersuchungsprogramm vom Beschwerdebild der Patientin ab. Während bei einem unkomplizierten ersten Harnwegsinfekt keine aufwendigen Untersuchungen notwendig sind, müssen bei rezidivierenden Infekten, bei einer hämorrhagischen Zystitis und bei akuter Pyelonephritis (Fieber!) zugrunde liegende Anomalien oder Konkremente unbedingt nachgewiesen oder ausgeschlossen werden. Kincaid-Smith [6] geht soweit zu sagen: „Eine Patientin mit einer akuten Pyelonephritis ist entweder schwanger oder hat eine Anomalie der Harnwege oder beides." Allerdings ist anzumerken, daß wir auch bei banalen Harnwegsinfekten eine Sonographie und gelegentlich ein Ausscheidungsurogramm durchführen. Dabei muß jedoch die Möglichkeit einer Schwangerschaft berücksichtigt werden. Ausscheidungsurogramm und/oder Sonographie informieren den Arzt über die Anomalie des Harntraktes, ferner sind die Urethrozystoskopie und die Kalibrierung der Harnröhre erforderlich. Die Blutuntersuchungen wie Leukozytenzahl und Senkungsgeschwindigkeit geben Auskunft über Schweregrad und Verlauf der Erkrankung.

Die erfolgreiche Therapie hängt von der richtigen Wahl des Antibiotikums ab. Es muß sich dabei um ein nierengängiges Antibiotikum handeln, das die übrige Bakterienflora, besonders die Keimbesiedelung des Darmes, möglichst wenig beeinflußt. Diese Forderung ergibt sich aus dem bereits diskutierten Infektionsweg vom Rektum über die Vaginalöffnung. Es wäre nicht sinnvoll, mit einem Mittel zu therapieren, das einen unphysiologischen Keim selektiert, gegen den keine Antikörper vorhanden sind und dessen Vordringen durch das Fehlen der physiologischen Flora erleichtert wird. Als Mittel der ersten Wahl haben sich Nitrofurantoin und Trimethoprim-Sulfamethoxazol erwiesen. Schließt die Resistenzbestimmung ihre Anwendung nicht aus, können sie sowohl in der Kurzzeittherapie als auch in der Langzeitprophylaxe problemlos eingesetzt werden.

Nach dem ersten Tag der Therapie sollte der Urin bei einem unkomplizierten Harnwegsinfekt steril sein, weshalb viele Autoren eine Kurzzeittherapie für ausreichend halten. Hirsch [3] nennt bei einer 2-Tage-Kurzzeittherapie eine Erfolgsquote von 86% mit Trimethoprim-Sulfamethoxazol und 76% mit Nitrofurantoin. Stamey [8] führt nach dem 5. Tag eine Urinkontrolle durch und therapiert mit reduzierter Dosis bis zum 10. Tag. Er meint jedoch, daß auch eine kurzzeitigere Therapie möglich sei.

Was sind die Gründe für eine nach Antibiotikagabe persistierende Bakteriurie? Ist durch geeignete Technik der Urinentnahme die Kontamination der Urinprobe ausgeschlossen, so existieren mehrere Möglichkeiten.

1. Der Keim ist gegen das Antibiotikum resistent.
2. Durch Mutation hat sich sekundär eine Resistenz entwickelt.
3. Unter der Therapie ist eine Reinfektion mit einem resistenten Keim aufgetreten.
4. Bei einem Patienten mit Nierenversagen sind keine ausreichenden Harnspiegel des Antibiotikums erreicht worden.
5. Es besteht eine Urolithiasis oder Anomalien des Urogenitalsystems.

Bei den Punkten 1–3 kann durch sogfältige erneute Austestung der Therapieerfolg sichergestellt werden.

Nur bei Steinen oder Anomalien ist eine chirurgische Intervention angezeigt, wie bereits diskutiert wurde. Die zahlreichen Verfahren zur Erweiterung der Urethra sowie Meatotomien, Urethrotomien und Resektionen des Blasenhalses, die bei Patientinnen mit rezidivierenden Harnwegsinfekten manchmal ohne Vorhandensein eines entsprechenden morphologischen Korrelates ausgeführt werden unter der Vorstellung, damit eine restharnfreie Blasenentleerung zu gewährleisten und damit einen disponierenden Faktor für Harnwegsinfekte auszuschalten, sind nicht indiziert. Im Licht der Ergebnisse von Fowler u. Stamey [2] und des von ihnen postulierten Infektionsmodus sind diese Prozeduren sogar eindeutig kontraindiziert, da sie einer aszendierenden Infektion den Weg bahnen können.

Aus den Ausführungen zur Ätiologie geht hervor, daß manche Patientinnen auch bei adäquater Therapie immer wieder Harnwegsinfekte haben werden. Hier stellt sich die Frage der Langzeitprophylaxe. Dabei sollte die Wahl des Antibiotikums nach den gleichen Gesichtspunkten erfolgen wie bei der Therapie des Harnwegsinfektes. Es muß jedoch noch stärker als bei der Kurzzeittherapie der Effekt des Antibiotikums auf die Darmflora berücksichtigt werden. Besonders dürfen keine Substanzen gegeben werden, die schnell eine Resistenzbildung oder eine Verdrängung der physiologischen durch eine pathogene Flora hervorrufen [9]. So bewirkt z. B. Ampicillin eine Zunahme der Klebsiellabakterien. Die bevorzugten Medikamente sind auch hier Trimethoprim-Sulfamethoxazol und Nitrofurantoin, die in niedriger Dosierung gegeben werden. Die übliche Dosis ist ½–1 Tablette abends, treten die Beschwerden vor allem nach Geschlechtsverkehr auf, so ist es möglich, nur jeweils 1 Tablette nach Verkehr zu geben. Dabei besteht ein Ermessensspielraum des Arztes, welche Patientinnen eine Langzeitprophylaxe erhalten sollen. Als Faustregel kann gelten, daß der zweite Harnwegsinfekt innerhalb von 6 Monaten eine Langzeitprophylaxe rechtfertigt.

Literatur

1. Bichler K-H, Flüchter StH, Harzmann R, Bachmann F (1982) Erkrankungen der ableitenden Harnwege in der Schwangerschaft. Urologe [Ausg A] 21:218–224
2. Fowler SE, Stamey TA (1977) Studies of introital colonisation in women with recurrent urinary tract infections; VII the role of bacterial adherence. J Urol 117:472
3. Hirsch HA (1969) Pyelonephritis und andere Harnwegsinfektionen in Geburtshilfe und Gynäkologie. Gynäkologe 2:1
4. Huland H, Busch R, Klosterhalfen H (1984) Über die Ätiologie von Harnwegsinfekten. Dtsch Med Wochenschr 109:1370–1374

5. Kallenius G, Winberg J (1978) Bacterial adherence to periurethral epithelial cells in girls prone to urinary tract infections. Lancet 2:540
6. Kincaid-Smith P (1979) Management of renal und urinary tract disorders during pregnancy. In: Campell's Urology, vol 3. WB Saunders Comp, Philadelphia London Toronto, pp 2518–2538
7. Schaeffer AJ, Jones JM, Dunn JK (1981) Association of in vitro Escherichia coli adherence to vaginal and buccal epithelial cells with susceptibility of women to urinary tract infections. N Engl J Med 304:1062
8. Stamey TA (1978) Urinary tract infections in women. In: Campell's Urology, vol 1. WB Saunders Comp, Philadelphia London Toronto, pp 461–481
9. Stamey TA (1984) Pathogenese und Behandlung rezidivierender Harnwegsinfekte bei Frauen. Vortrag 1984. In: Deutscher Urologenkongreß, Bremen 1984

Risikofaktoren der chronischen, nicht-obstruktiven Harnwegsinfektion

D. Bach[1]

Das gemeinsame Symptom aller Harnwegsinfektionen ist die pathologisch vermehrte Menge von Mikroorganismen im Harn. Der Entzündungsprozeß kann
sich dabei in allen Organen des Harntrakts manifestieren. Die Harnwegsinfektion
ist somit keine Krankheitseinheit, sondern eine Sammeldiagnose. Entsprechend
vielfältig sind die „Risikofaktoren", die epidemiologisch für die Entstehung oder
Verschlimmerung eines chronischen Harnwegsinfektes verantwortlich gemacht
werden.

Die Mehrzahl der sog. rezidivierenden Harnwegsinfektionen sind Reinfektionen. Infektionsquellen für die Harnwege sind meistens die eigene Darmflora bzw.
pathologische Keimbesiedlung der Vulva bei der Frau oder Entzündungen der
männlichen Adnexe.

Am Beispiel der „Zystitis" lassen sich die epidemiologischen Beziehungen zwi-
schen Risikofaktor und Erkrankung am einfachsten darstellen. Eine bakterielle
Zystitis entsteht kanalikulär aszendierend oder lymphogen, wenn durch eine No-
xe – in unserem Fall gleich Risikofaktor – die physiologischerweise bestehende
Bakterienschranke in der Urethra überwunden und die gesamte Harnröhre von
Keimen besiedelt wird. Risikofaktoren, die zur Überwindung der Bakterienschranke beitragen, sind infravesikale Obstruktionen, Steine, Tumoren und
Fremdkörper in den unteren Harnwegen, allgemeine Infektionen, Allergien und
Verletzungen der Harnröhre. Auch psychische Aspekte müssen, wie Herr Thon
in seinem Vortrag zeigen wird, berücksichtigt werden. Bei manchen, vor allem
weiblichen Patienten, wurden auch Defekte der lokalen Infektionsabwehr im Bereich der distalen Harnwege als Ursache rezidivierender Zystitiden nachgewiesen.

Alles in allem ein buntes Bild an Diagnosen und Befunden, die differentialdia-
gnostisch als Risikofaktoren der Zystitis in Frage kommen. Das gilt leider auch

Tabelle 1. Chronische, nicht-obstruktive Harnwegsinfektion

Endogene Risikofaktoren	Exogene Risikofaktoren
1. Anomalien des Harntraktes	1. Iatrogene Maßnahmen
2. Entzündungen der männlichen Adnexe	2. Urolithiasis
3. Genitaltuberkulose	3. Fremdkörper in den Harnwegen
4. Darmerkrankungen	4. Medikamente
5. Neurogene Blase	
6. Stoffwechselstörungen	
7. Schwere Allgemeinerkrankungen	

1 Urol. Univ. Klinik Venusberg, Sigmund-Freud-Straße 25, D-5300 Bonn 1

Der Harnwegsinfekt
Hrsg. v. K.-H. Bichler und J. E. Altwein
© Springer-Verlag Berlin Heidelberg 1985

für den Sammelbegriff der chronischen nicht-obstruktiven Harnwegsinfektion, wodurch eine Klassifikation der möglichen Risikofaktoren nicht gerade erleichtert wird.

Der Einfachheit halber unterscheiden wir nur zwischen endogenen und exogenen Risikofaktoren, für die ich Ihnen typische und in der Anamnese von Patienten mit Harnwegsinfekten auch häufige Beispiele nennen möchte (Tabelle 1).

Endogene Risikofaktoren

Am häufigsten ist die *Refluxkrankheit* Ursache eines persistierenden Harnwegsinfektes. Nach einer Untersuchung von Olbing [9] haben 20% aller Kinder einen vesiko-ureteralen oder vesiko-renalen Reflux.

Ursache ist eine angeborene Reifungsstörung des Trigonum und des distalen Ureters, die zu einem Defekt im Harnleiterverschlußmechanismus führt. In die Harnblase verschleppte Keime können so direkt bis ins Nierenparenchym gelangen und zu einer pyelonephritischen Schrumpfniere führen.

Blasen- und Harnröhrendivertikel sind deswegen Risikofaktoren der chronischen Harnwegsinfektion, weil sie Urinreservoire darstellen, die vor allem bei schlechten Abflußmöglichkeiten gute Nährböden für Keime darstellen und erst nach ihrer Abtragung die Ausheilung eines chronischen Harnwegsinfektes ermöglichen.

Dysgenetische Defekte, die zu zystischen Degenerationen der Nieren führen, sind ebenfalls für eine chronische Harnwegsinfektion prädisponierend, weil sich in den zystischen Gebilden Keime einnisten, die durch den Urinstrom nicht ausgespült werden können. Als Beispiele seien hier die Markschwammniere und die Zystenniere genannt. Die Markschwammniere ist dadurch charakterisiert, daß zystische und divertikelartige Erweiterungen der Sammelrohre entstehen, in denen sich Steine bilden können; beim Krankheitsbild der Zystennieren ist die Vereinigung der Tubuli mit den Glomerula ausgeblieben. Die Glomerula degenerieren dann zu Retentionszysten.

Entzündungen der männlichen Adnexe wie z. B. Prostatitis und Epididymitis disponieren ebenfalls relativ häufig zur chronischen Harnwegsinfektion, weil vom urogenitalen Grenzgebiet in der prostatischen Harnröhre ausgehend eine aszendierende Keimbesiedlung der oberen Harnwege möglich ist.

Eine *Genitaltuberkulose* wird häufig erst dadurch entdeckt, daß im Rahmen der Abklärung eines chronischen Harnwegsinfektes Prostata-Kavernen festgestellt werden, in denen sich Keime festsetzen können, ohne vom Urinstrom ausgespült zu werden.

Ein nicht selten auftretendes Krankheitsbild, die *Sigma-Divertikulitis,* wird häufig als Ursache einer chronischen Zystitis verkannt, weil Bakteriurie und zystitische Beschwerden falsch interpretiert und erfolglos antibiotisch behandelt werden, bis dann schließlich eine Sigma-Blasenfistel über den Kolon-Kontrasteinlauf zur Diagnose der Sigma-Divertikulitis führt.

Bei der *„neurogenen"* Blase sind Reservoir- und Entleerungsfunktion der Harnblase aufgrund nervaler Läsionen verschiedener Genese gestört. Die lange

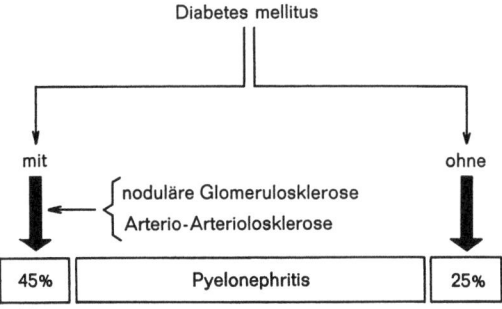

Abb. 1. Pyelonephritis bei Diabetikern mit und ohne Glomerusklerose bzw. Arterio-Arteriolosklerose. Nach [5]

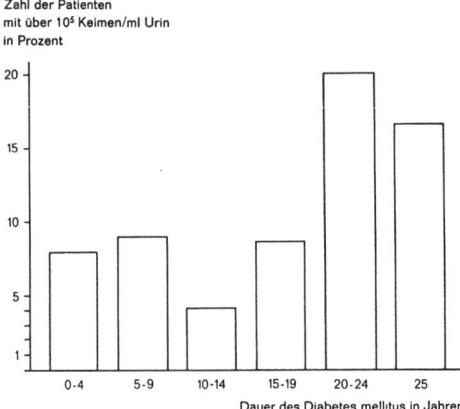

Abb. 2. Signifikante Bakteriurie in Relation zur Dauer eines Diabetes mellitus. Nach [12]

Verweildauer des Urins in Verbindung mit einer defekten Bakterienschranke im Bereich der Urethra führen in einem hohen Prozentsatz zur chronischen Harnwegsinfektion.

Die für die Entstehung und Verlauf einer Pyelonephritis (PN) bedeutsamste und häufigste Stoffwechselstörung ist der *Diabetes mellitus*. Gefäß- und Glomerulumveränderungen bei Diabetikern bedingen eine mangelhafte Durchblutung der Nieren, die infolge stoffwechselbedingter Resistenzminderung zu vermehrter Anfälligkeit für bakterielle Infekte führt. Diabetiker mit nodulärer Glomerulosklerose und Arterio-Arteriolosklerose haben in fast der Hälfte der Fälle, Diabetiker ohne diese Veränderungen zu einem Viertel, eine PN (Abb. 1).

Mit zunehmender Dauer und Fortschreiten eines Diabetes mellitus wird die Bakteriurie häufiger beobachtet (Abb. 2). Das muß Veranlassung sein, bei einem Diabetes mellitus frühzeitig den Harnwegsinfekt zu behandeln.

Schwere *Allgemeinerkrankungen* systemischer Art und Spätstadien von Tumoren führen nicht zuletzt auch durch medikamentöse Maßnahmen zu einer Reduzierung der Abwehrkraft des Organismus, so daß früher saprophytäre Keime plötzlich pathogen werden und über eine aufgehobene Bakterienschranke der Urethra den oberen Harntrakt aszendierend besiedeln können.

Insgesamt gesehen sind die endogenen Risikofaktoren der chronischen Harnwegsinfektion selten. Die Mehrzahl der Risikofaktoren sind exogenen Ursprungs.

Exogene Risikofaktoren

Vor allem *iatrogene Maßnahmen* beschwören bei unsachgemäßer oder nachlässiger Anwendung die Gefahr einer chronischen Harnwegsinfektion herauf. Man kann davon ausgehen, daß intaktes Uroepithel resistent gegen Mikroorganismen ist. Jede Instrumentation der Harnwege, selbst der vorsichtige Einmalkatheterismus der Harnröhre, führt jedoch zu Mikroverletzungen der Schleimhaut, die zu Eintrittspforten hinaufgeschobener Keime werden können.

Daß auch der Ausbildungsstand der die Katheterisierung durchführenden Personen dabei eine große Rolle spielt, mögen Sie aus Tabelle 2 entnehmen: Je geringer der Ausbildungsstand und die Erfahrung, um so höher wird das Risiko für den Patienten, an einem Harnwegsinfekt zu erkranken.

Aseptisches Arbeiten und sachkundige zarte Hand sind Voraussetzungen für eine möglichst atraumatische Instrumentation der Harnwege.

Zur Asepsis gehört nicht nur das sterile Arbeiten, sondern auch die Verwendung steriler Instrumente und vor allem steriler Gleitmittel. Gleitmittel, die offen aufbewahrt werden (Abb. 3), sind heute obsolet, weil sie, zum Mehrfachgebrauch

Tabelle 2. Berufsweiterbildung des Katheterisierenden und Infektrisiko katheterisierter weiblicher Patienten (Garibaldi et al. 1974)

Katheterisierender	Patienten (n)	Patienten mit Bakteriuri nach 48 Std (n)
Hilfsschwester	35	12 (34,3%)
Examinierte Schwester	65	13 (21,1%)
Ärzte	99	19 (10,1%)

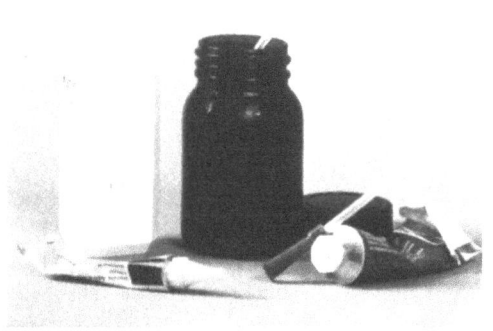

Abb. 3. (Siehe Text)

bestimmt, eine gefährliche Infektionsquelle darstellen. Neben nachgewiesener Kontamination haben Gleitmittel in Gläsern oder Tuben den Nachteil, daß sie nicht unmittelbar in die Harnröhre instilliert werden können. Nur durch die Instillation kann aber die Harnröhre mit einem gleichmäßigen Gleitfilm ausgekleidet und so das Urothel vor mechanischer Verletzung geschützt werden. Auf Katheter oder Instrumente aufgestrichenes Gleitmittel wird, besonders beim engen Meatus, schon beim Einführen meist vollständig abgestreift.

Ein Infektionsrisiko ersten Ranges sind die transurethralen Katheter zur Dauerableitung des Urins. Ursache ist die bakterielle Besiedlung der mukopurulenten Membran aus Sekret zwischen Katheter und Urethralwand sowie das Lumen eines Katheters, die als retrograde Infektschiene wirken. Bei einer Kontrolle nach 2 Tagen Katheterliegezeit haben 15% der Patienten eine Bakteriurie, nach 10 Tagen 50%. Die durchschnittliche Zunahme einer Bakteriurie seitens empfänglicher Patienten ist konstant und schwankt zwischen 5 und 10% pro Kathetertag.

Wie kann die katheterbedingte Harnwegsinfektion verhütet werden? Zunächst einmal dadurch, daß das Material der Katheter für die Langzeitdrainage bestimmte Anforderungen erfüllt. Die Oberfläche soll möglichst glatt sein, um grobe mechanische Irritationen der Harnröhren-Schleimhaut zu verhindern und Inkrustationen zu vermeiden, in denen sich Bakterien einnisten und eine chronische Harnwegsinfektion unterhalten können.

Alle bisherigen Untersuchungen bestätigen die gute Eignung von Silikonelastomer als Kathetermaterial. Die Inkrustationsneigung ist aufgrund der glatten Oberfläche im Gegensatz zum Kautschuk minimal (Abb. 4 u. 5). Nach neueren Untersuchungen von Sugarman [11] ist darüber hinaus die Adhäsion von gramnegativen, ureasebildenden und harnstoffspaltenden Bakterien bei Silikon signifikant geringer als bei Latex oder Teflon.

Um die mukopurulente Membran, als Leitschiene für aszendierende Keimbesiedlung der Harnwege bei Langzeitdrainage bedeutsam zu beseitigen bzw. zu

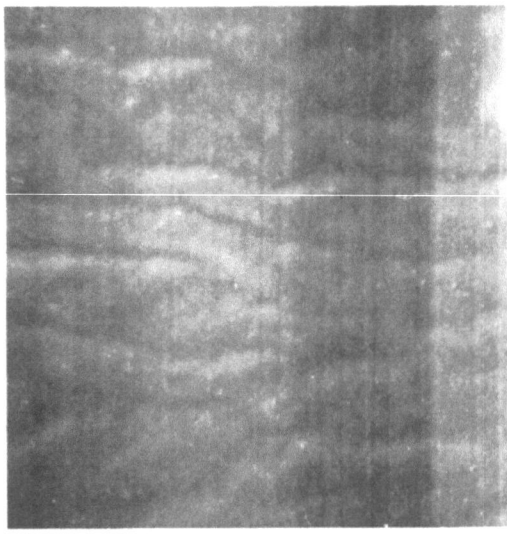

Abb. 4. Native Oberfläche eines Katheters aus reinem Silikonelastomer (REM × 1000)

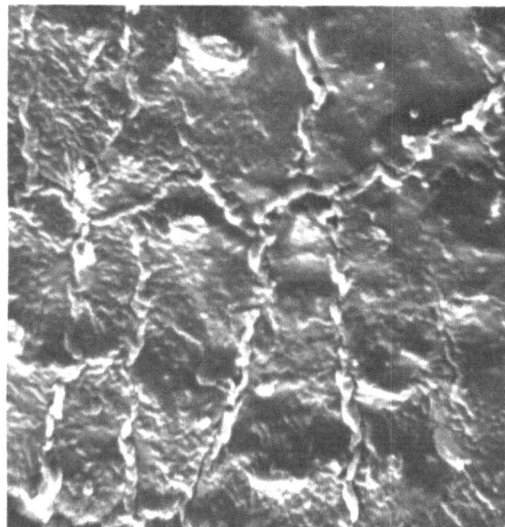

Abb. 5. Native Oberfläche eines Katheters aus Latex (REM × 1000)

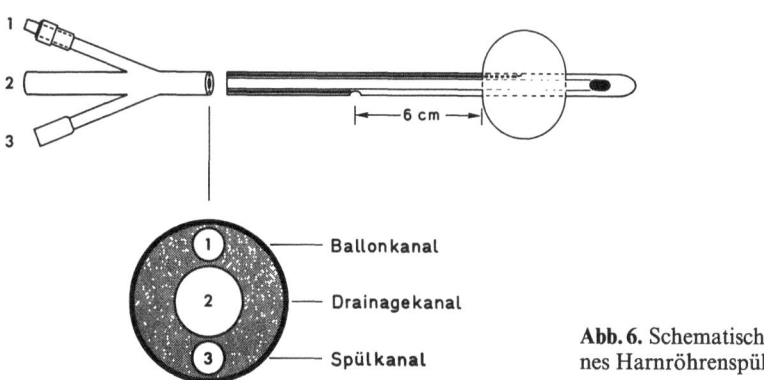

Abb. 6. Schematischer Aufbau eines Harnröhrenspülkatheters

verhinden, kann ein Harnröhrenspülkatheter aus Silikon empfohlen werden (Abb. 6). Über einen in der Katheterwand liegenden Spülkanal kann der Raum zwischen Harnröhrenwand und Katheteroberfläche mit bakteriziden oder bakteriostatischen Lösungen gespült werden (Abb. 7). Versuche bei Patienten, über 5 Tage die Harnröhre mit steriler NaCl-Lösung bzw. Desinfektionsmittel zu spülen, ergaben, daß nach 3 × täglicher Kochsalzspülung eine Harnwegsinfektion in signifikanter Keimzahl nicht verhindert werden konnte. Bei Patienten, bei denen die Harnröhre mit desinfizierender Lösung gespült wurde, war die Spüllösung am 5. Tag steril.

Eine besondere Rolle unter den Risikofaktoren der chronischen Harnwegsinfektion spielen die *Harnsteine*. Meist läuft ein unheilvoller circulus vitiosus ab: Im Stein haben sich die Bakterien angesiedelt, die ihrerseits zur Vergrößerung des Steins durch Harnalkalisierung beitragen. Einmal in das steintragende Hohlsy-

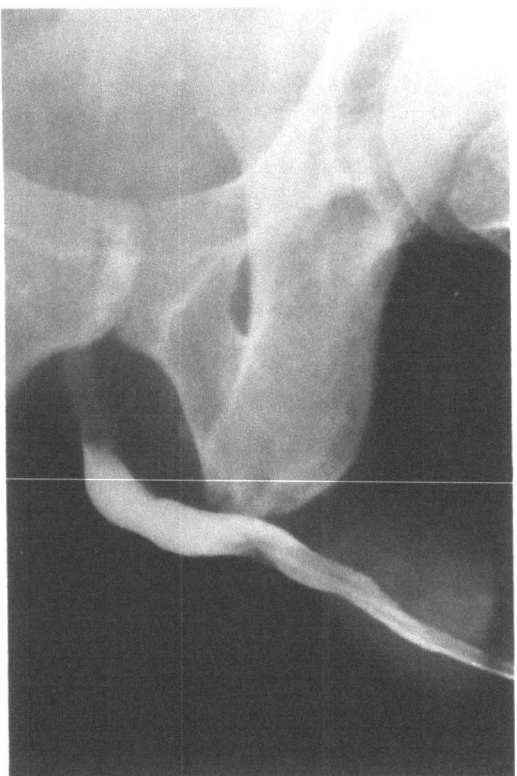

Abb. 7. Spülung der Harnröhre über Harnröhrenspülkatheter mit Kontrastmittel. Kontrastmittelaustritt aus der im Bereich der bulbären Harnröhre liegenden Spülöffnung

Tabelle 3. Anteil der harnstoffspaltenden Keime bei gram-negativen Bakterienstämmen. Nach [10]

Bakterienstamm	Davon harnstoffspaltend (%)
Proteus	92–99
Providencia	97–99
Klebsiella pneum.	64
Pseudomonas aerugin.	33
Serratia	5–29
Enterobacter aerogen.	3
E. coli	0

$$H_2N-\underset{\underset{O}{\|}}{C}-NH_2 \xrightarrow[H_2O]{Urease} 2\,NH_3 + CO_2 \tag{1}$$

$$NH_3 + H_2O \rightleftharpoons NH_4^+ + OH^- \tag{2}$$

$$CO_2 + H_2O \rightleftharpoons H_2CO_3 \rightleftharpoons N^+ + HCO_3^- \tag{3}$$

Abb. 8. Hydrolytische Spaltung von Harnstoff

Tabelle 4. Infektsteine

1. Struvit (Magnesium-Ammonium-Phosphat)	$MgNH_4PO_4 \cdot 6H_2O$
2. Karbonat-Apatit (Kalzium-Karbonat-Phosphat)	$Ca_{10}(PO_4CO_3OH)_6(OH)_2$
3. Ammoniumhydrogen-Urat	$NH_4C_5H_3N_4O_3$

stem gelangte Keime sind nur noch durch die radikale Steinsanierung herauszubringen. Meist handelt es sich um ureasebildende, harnstoffspaltende gramnegative Bakterienstämme (Tabelle 3), die den Harn durch Freisetzung von Ammoniak und CO_2 (Abb. 8) stark alkalisieren und so die Ausfällung von Phosphatsalzen, die sogen. Infektsteine, begünstigen (Tabelle 4).

Ein trauriges Kapitel menschlicher Verwirrungen sind die *Fremdkörper* in den ableitenden Harnwegen oder Genitalorganen. Fast immer werden sie in masturbatorischer Absicht appliziert. Fremdkörper in den ableitenden Harnwegen können chronische Infekte unterhalten und bei Entstehung einer Urosepsis auch zum Tode führen.

Ursache der ebenfalls iatrogen induzierten Harnwegsinfektion ist die kritiklos angewandte *Antibiotikatherapie*. Durch häufige oder langfristige Gaben von Antibiotika verändert sich die Darmflora und Resistenzen entstehen. Folge sind Reinfektion mit resistenten Bakterienstämmen und nur fakultativ vorhandenen Darmkeimen. Nach Untersuchungen von Knothe [8] wird dieser Effekt besonders durch Penicilline und Cephalotine ausgelöst. Diese Tatsache unterstreicht einmal mehr, nicht wahllos mit Antibiotika zu experimentieren, sondern konsequent nach der Ursache des Harnwegsinfekts zu suchen.

Diese Zusammenstellung der Risikofaktoren der chronischen, nicht obstruktiven Harnwegsinfektion erhebt keinen Anspruch auf Vollständigkeit. Es mag diese oder jene seltene Krankheit geben, die im Rahmen der Abklärung der Ursachen einer Harnwegsinfektion von Ihnen zufällig als „Agens" entdeckt wird, die ich hier nicht erwähnt habe.

Sie sollten jedoch als Arbeitshilfe aus dem eben Vorgetragenen und dem, was die anderen Referenten Ihnen zu sagen haben, soviel in Ihre Praxis mitnehmen, daß immer eine Ursache der chronischen, nicht obstruktiven Harnwegsinfektion gefunden werden kann. Und hat man die Ursache gefunden, sollte mit aller Konsequenz die Therapie einsetzen, um gesundheitliche Nachteile von unseren Patienten abzuwenden.

Literatur

1. Bach D, Weißbach L (1983) Erste Erfahrungen mit einem Harnröhrenspülkatheter. Urologe [Ausg B] 23:261
2. Bach D, Weißbach L (1984) Instrumental urinary drainage-requirements for catheter material and construction. 3rd Congress of the International Society of Urologic Endoscopy, 26.–30. 8. 1984, Karlsruhe

 3. Brühl P, Steinmetz U (1964) Ein bakteriologischer Beitrag zur Anwendung von Gleitmitteln in der Urologie. Urologe 3:340
 4. Brühl P (1980) Katheterismus und Katheterdrainage der Harnblase: Zum Problem der Katheterhygiene und geschlossenen Harnableitung. Klinikarzt 9:343
 5. Ditscherlein G (1963) Dtsch Gesundh-Wes 18:1017 (Zitiert nach T. Fuchs)
 6. Fuchs T (1969) Pyelonephritis – Diagnostik und Therapie. Studienreihe Boehringer-Mannheim
 7. Garibaldi R, Burke JP, Dickman ML (1974) Factors predisposing to bacteriuria during urethral catheterisation. New Eur J Med 291:17
 8. Knote H, Dette GA (1980) Antibiotika in der Klinik. Aesopus, Basel München
 9. Olbing H (1979) Harnwegsinfektionen bei Kindern und Jugendlichen. Thieme, Stuttgart New York
10. Rutishauser G (1980) Harnwegsinfekt und Steinbildung – der Infektstein. In: Vahlensieck W (Hrsg) Urolithiasis 4. Springer, Berlin Heidelberg New York, S 33
11. Sugarman B (1982) Adherence of bacteria to urinary catheters. Urol Res 10:37
12. Vejlsgaard R (1965) Progress in pyelonephritis. FA Davis, Philadelphia (Zitiert nach T. Fuchs)

Miktionsreifungsstörungen

H. MADERSBACHER [1]

Die normale, „reife" Blasenentleerung des Erwachsenen ist dadurch charakterisiert, daß bei ausreichender Blasenkapazität und vorhandenem Gefühl für Harndrang die Blase willkürlich, zügig und restharnfrei entleert werden kann und zwischen den Miktionen Kontinenz besteht. Dazu bedarf es einer perfekten neurogenen Steuerung. Voraussetzung dafür sind ein intakter Detrusorreflex und eine entsprechende zerebrale Kontrolle. Beim Menschen vergehen etwa 4–5 Jahre, bis die Voraussetzungen für eine „reife Miktion" geschaffen sind. Während dieser Zeit werden verschiedene Entwicklungsstufen durchlaufen, die sich in den verschiedenartigen, altersabhängigen Miktionsgewohnheiten der Kinder manifestieren.

Normale Entwicklung der Blasenkontrolle

Die Blasenentleerung des Neugeborenen ist unbewußt, ungehemmt und häufig: Mit zunehmender Blasenfüllung führen vermehrt afferente Impulse zu Detrusorkontraktionen, die letztlich zur Blasenentleerung führen; Miktionszystourethrogramme bei Neugeborenen zeigen, daß allerdings bereits zu diesem Zeitpunkt die Blasenentleerung koordiniert ist und das Zusammenspiel zwischen Detrusorkontraktion und Sphinkterrelaxation funktioniert.

Man nimmt an, daß etwa im Alter von 6 Monaten eine unbewußte Hemmung der Miktion über die Basalganglien einsetzt, die zu größeren Entleerungsintervallen führt. Zwischen dem 1. und 2. Lebensjahr entwickelt sich das Gefühl für Blasenfüllung und Harndrang, der erste Schritt zur Willkürsteuerung, obwohl zu dieser Zeit noch keine willkürliche Hemmung des Detrusorreflexes möglich ist. Der zweite, entscheidende Schritt, nämlich die Willkürsteuerung der Blase, ist normalerweise erst um das 4. Lebensjahr erreicht.

In jener Zeitphase, in der das Kind zwar den Harndrang spürt, aber zur Willkürsteuerung noch nicht fähig ist, versucht es im Rahmen des Miktionstrainings die drohende Blasenentleerung durch Kneifen des Beckenbodens zu verhindern (Abb. 1). In dieser Zeit hängt die Kontrolle über die Blasenentleerung sehr vom äußeren Schließmuskel bzw. dem Beckenboden ab. Erst mit der Zeit lernt das Kind, den Detrusor willkürlich zu steuern. Wenn das Kind dies erlernt hat, stellt sich mehr und mehr das Bild einer „reifen" Miktion mit gleichzeitiger Kontraktion des Detrusors und Relaxation des Blasenauslaß ein.

---

1 Univ.-Kliniken, Anichstr. 35, A-6020 Innsbruck

Der Harnwegsinfekt
Hrsg. v. K.-H. Bichler und J. E. Altwein
© Springer-Verlag Berlin Heidelberg 1985

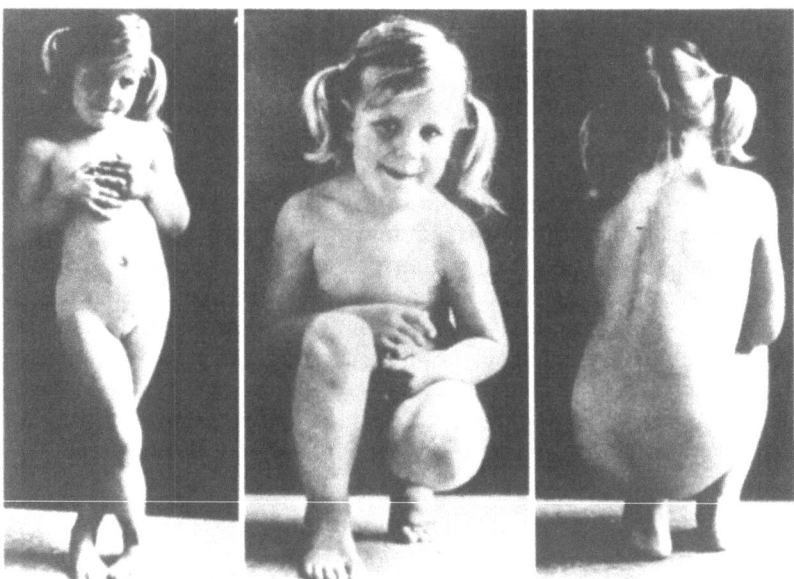

Abb. 1. Verschiedene Positionen, in denen Kinder mit noch nicht funktionierender Willkürsteuerung versuchen, die drohende Blasenentleerung durch Kneifen des Beckenbodens zu verhindern (aus: The Urge Syndrome, G.A. DeJonge; in Bladder Control & Enuresis, Kolvin et al., 1973, p. 67, Philadelphia: J.B. Lippincott Co.)

Manche durch funktionelle Störungen bedingte pathologische Miktionsmuster lassen sich durch die Persistenz einer unreifen Detrusor- und Sphinkterfunktion erklären.

Der willkürlich nicht oder nur begrenzt steuerbare Detrusor

Ist der normale Entwicklungsgang in seiner ersten Phase (Abb. 2) gestört, kommt keine adaequate Perzeption des Harndranges zustande, so resultiert daraus eine Enuresis nocturna et diurna, die bis ins Erwachsenenalter persistieren kann. Aufzeichnungen der nächtlichen Blasenentleerung mittels Urilos-Meter [1] bei solchen Patienten sind denen von Kleinkindern sehr ähnlich: Bei beiden Gruppen kommt es in eher regelmäßigen Intervallen mehrmals während der Nacht zu Blasenentleerungen; urodynamisch finden sich nicht perzipierte, mit zunehmender Füllung stärker werdende Blasenkontraktionen, die letztlich zur Blasenentleerung führen. Kombinierte urodynamische Untersuchungen von älteren Enuretikern (Abb. 3) zeigen deutlich die zugrunde liegende Pathophysiologie: Meist wird der Harndrang, wenn überhaupt, so spät verspürt, daß jegliche Willkürsteuerung zu spät kommt, selbst das Kneifen des Beckenbodens als Notbremse kann die drohende Miktion nur kurzzeitig verhindern. Die Blasenentleerung selbst erfolgt restharn-

---
1 Erzeugt und vertrieben durch Fa. Lightwood & Son, London

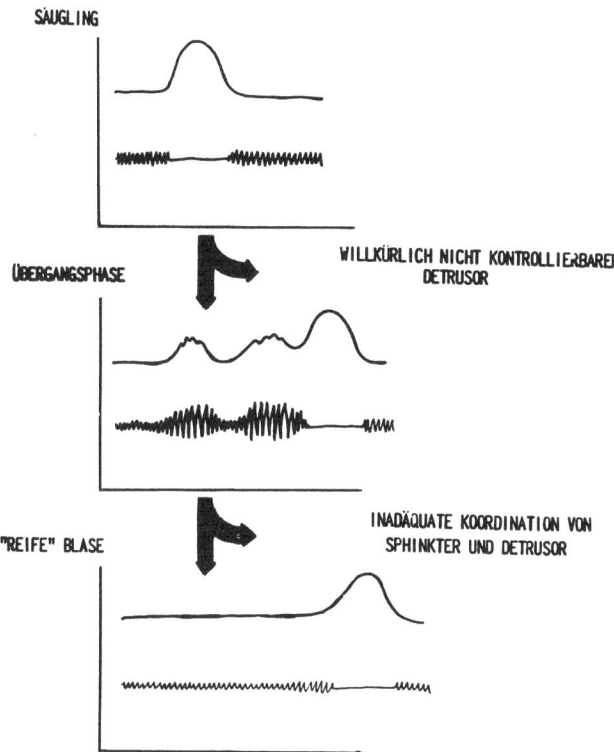

Abb. 2. Die verschiedenen Entwicklungsstufen zur „reifen Miktion", schematisch dargestellt an Hand von Blasendruckkurven und „Sphinkter"-EMG-Aufzeichnungen sowie die daraus resultierenden Miktionsreifungsstörungen

frei. Bei der urodynamischen Untersuchung finden sich demnach nicht oder erst sehr spät perzipierte Detrusorkontraktionen; sie sind bei etwa 75% der erwachsenen Enuretiker der einzig faßbare urodynamische Befund.

Inadaequate Koordination von Detrusor und Sphinkter externus

Mangelhaftes oder fehlendes Zusammenspiel zwischen Detrusorkontraktion und Sphinkterrelaxation kann auf die Persistenz der zweiten oder Übergangsphase des miktionellen Lernprozesses (Abb. 2) zurückgeführt werden. In dieser Phase ist zwar das Harndranggefühl vorhanden, die kortikale Steuerung der Detrusorkontraktion aber noch nicht möglich. So müssen diese Kinder versuchen, die drohende Miktion durch Kneifen des Beckenbodens (Abb. 1) so lange zu verhindern, bis es wieder zum Abklingen der Detrusorkontraktion kommt. Während dieser Periode, in der die Blasenkontrolle weitgehend vom äußeren Sphinkter abhängig ist, ist der Harntrakt gefährdet: Verschluß des Schließmuskels gegen die sich kontrahierende Blase führt zu starker, abrupter intravesikaler Drucksteigerung; die mei-

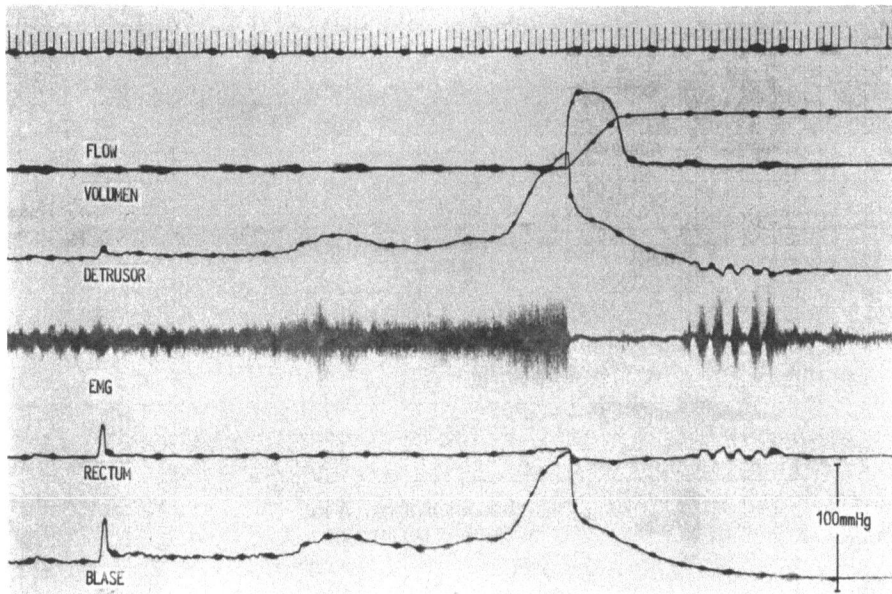

Abb. 3. Kombinierte urodynamische Untersuchung mit simultaner Aufzeichnung des intravesicalen und intrarektalen Druckes, des EMG des Beckenbodens, des Harnflusses und des Miktionsvolumens. P.A. 24a, männl.: Enuresis nocturna und Pollakisurie mit Urge; mit zunehmender Blasenfüllung treten nicht perzipierte Detrusorkontraktionen auf, die letztlich zur Miktion führende wird erst im letzten Moment verspürt; die Miktion kann auch durch Kneifen des Beckenbodens nicht verhindert werden

sten Kinder überstehen unbeschadet diese Phase und entwickeln ein normales Miktionsverhalten, charakterisiert durch koordinierte Detrusor-Sphinkter-Aktivität. Bleibt jedoch die Maturation zur kortikalen Blasenkontrolle, die i. allg. zwischen dem 3. und 5. Lebensjahr erfolgt, aus, wird diese Übergangsphase zum eingefahrenen Reflex, so ergeben sich daraus Konsequenzen: die abrupten Drucksteigerungen können zum vesikoureterorenalen Reflux mit all seinen Folgen, die fehlende Erschlaffung des Beckenbodens zu unvollständiger Blasenentleerung und auf lange Sicht zur chronischen Blasenüberdehnung führen. Rezidivierende Harnwegsinfekte, mitunter auch Überlaufinkontinenz, sind die Folgen dieser Entwicklung.

Zur Erfassung dieser Störungen eignet sich unserer Erfahrung nach besonders die kombinierte Flow-EMG-Untersuchung: Die Harnflußmessung geschieht durch ein Uroflowmeter, zur Registrierung der Beckenbodenaktivität werden perineal angebrachte Oberflächenelektroden verwendet; Flow und EMG werden simultan auf einem Zweikanalgerät registriert.

Flow-EMG-Messungen: Bei Kindern ohne Miktionsbeschwerden findet sich ein nicht unterbrochener Harnfluß und ein während der Miktion „stilles" EMG (Abb. 4). Unter 20 Kindern, bei denen mindestens 2 Flow-EMG-Messungen durchgeführt wurden, fanden sich lediglich bei 2 reproduzierbare, geringfügige EMG-Aktivitäten während der Blasenentleerung, möglicherweise Reste der er-

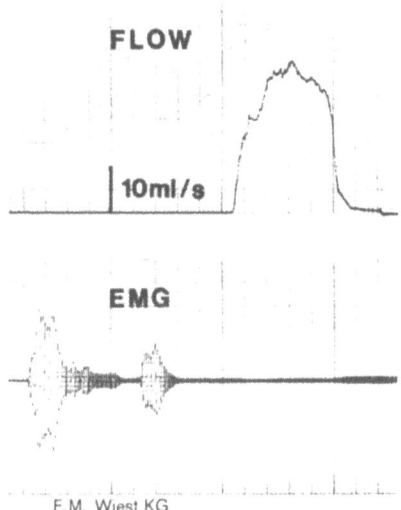

Abb. 4. Normales Flow-EMG-Muster: Während der Miktion sind keine Aktivitäten im Beckenboden-EMG nachweisbar

wähnten Übergangsphase. Eine zweite Gruppe umfaßte 33 Kinder mit hartnäckigen Miktionsbeschwerden, vor allem mit rezidivierenden Harnwegsinfekten, Pollakisurie, Enuresis nocturna und (oder) diurna, meist waren mehrere dieser Symptome kombiniert. Pro Kind wurden zumindest drei Flow-EMG-Messungen durchgeführt. Bei 14 Kindern war das Flow-EMG-Muster annähernd normal, bei 19 (59%) eindeutig abnorm: Die Harnflußkurve war mehrfach unterbrochen, der Harnfluß erniedrigt, als Ursache fand sich eine verstärkte Beckenbodenaktivität während der Blasenentleerung (Abb. 5). Nur bei einem Drittel der Kinder fand sich eine organische Ursache wie z. B. eine distale Harnröhrenenge mit konsekutiver Urethritis und Zystitis, bei den anderen zwei Dritteln mußte die Störung aufgrund fehlender anderer Befunde als „funktionell" klassifiziert werden, zumal auch keine Ursache für eine neurogene Läsion als mögliche Ursache einer echten Detrusor-Sphinkter externus-Dyssynergie zu finden war.

Wenn wir in Zusammenhang mit den Befunden bei diesen Kindern von einem „nicht relaxierenden Beckenboden" sprechen, so deshalb, weil nach der Nomenklatur der International Continence Society (ICS) der Begriff Detrusor-Sphinkter-Dyssynergie für jene Fälle reserviert ist, bei denen eine definierte neurogene Läsion vorliegt.

Unter den Kindern mit rezidivierenden Harnwegsinfekten findet sich eine Gruppe, vor allem von Mädchen, die folgende Symptome zeigen: pathologischer Harnfluß, wechselnde Restharnmengen bei großer Blasenkapazität und bei etwa 50% als charakteristisches Symptom bei der Flow-EMG-Untersuchung der nicht relaxierende Beckenboden. Im Zystometrogramm findet sich ein schwacher Detrusor, der mitunter geklagte unfreiwillige Harnabgang ist überwiegend auf eine Überlaufinkontinenz zurückzuführen, wenn plötzlich intraabdominelle Drucksteigerungen die übervolle Blase treffen. Findet sich weder eine mechanische Obstruktion, noch eine neurogene Läsion, muß man eine funktionelle Störung annehmen: herabgesetzte Blasensensibilität, charakteristisch für den Typ des "lazy voider", wiederholtes Hinausschieben der Miktion, wenn sich das Kind keine Zeit

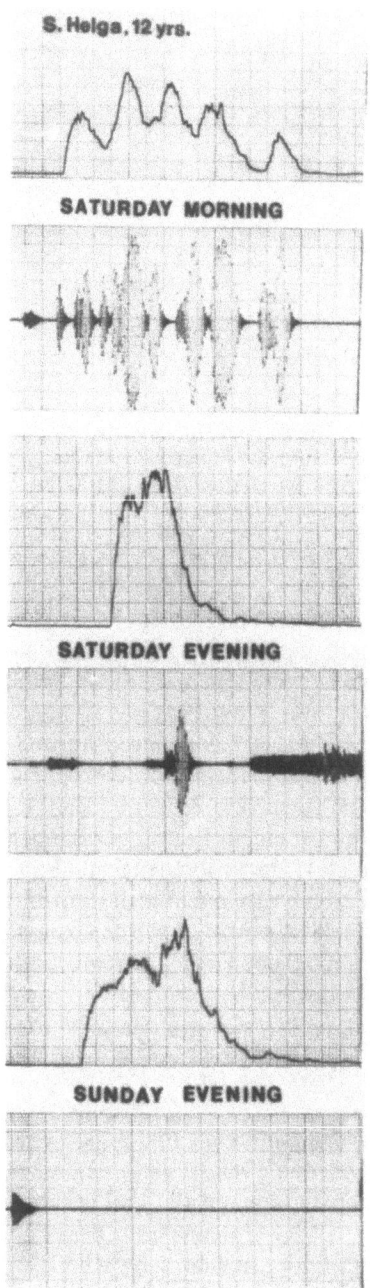

Abb. 5. Flow-EMG-Aufzeichnungen bei einem 12 jährigen Mädchen mit rezidivierenden Harnwegsinfekten, wechselnden Restharnmengen und falschem Miktionsverhalten; die oberste Kurve zeigt die entsprechende Aufzeichnung vor Beginn des Blasentrainings: die Harnflußkurve ist wellenförmig, langgezogen, durchschnittlicher und maximaler Harnfluß sind erniedrigt, das EMG zeigt intermittierend Aktivitäten als Zeichen mangelhafter Relaxation des Beckenbodens; die mittlere und untere Kurve dokumentieren eine überraschend schnelle „Normalisierung" der Miktion im Laufe eines Wochenendes; wegen des Rückfalles nach 3 Monaten ist allerdings ein nochmaliges Retraining während weiterer 2 Wochenenden notwendig

zur Blasenentleerung nimmt und letztlich schlechte Koordination zwischen Detrusor und Sphinkter sind für sich allein oder gemeinsam die wahrscheinlichste
Ursache (Abb. 6).

Wiederholte Flow-EMG-Messungen zeigen, daß die vermehrte Aufmerksam-
keit von seiten des Kindes das Flow-EMG-Muster verändern können. Diese Beobachtung weist darauf hin, daß es sich dabei nicht um tiefgreifende neurogene
Störungen, sondern überwiegend entweder um die Persistenz eines frühkindlichen
Miktionsverhaltens oder um ein erworbenes falsches Miktionsverhalten handelt.
Diese Erfahrung läßt sich therapeutisch nützen: Die kombinierte Flow-EMG-
Messung kann dazu benutzt werden, diesen Kindern das falsche Miktionsverhalten vor Augen zu führen und ihnen ein richtiges zu erlernen. Die EMG-Aktivität
des Beckenbodens wird dabei dem Kind am besten akustisch demonstriert, indem

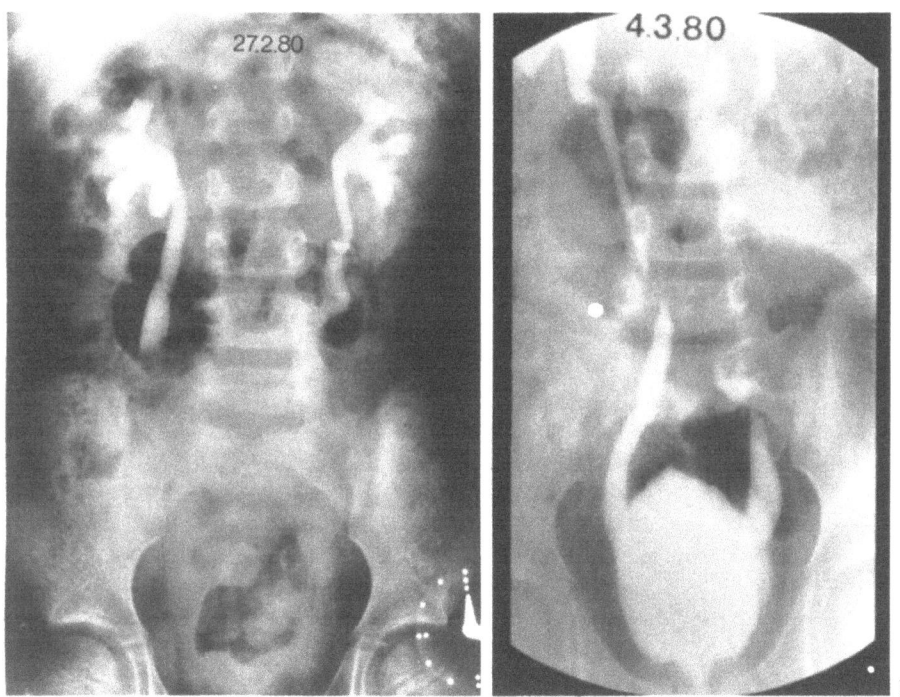

Abb. 6a–h. G. Carmen, 7a; rezidivierende Harnwegsinfekte. **a** i. v. Urogramm: mäßige Dilatation der Harnleiter, große Blase. **b** Miktionscystourethrogramm: vesicoureterorenaler Reflux
beidseits (Grad III/IV). **c** Uroflows: pathologische Harnflußkurven, wechselnd Restharn zwischen 20 und 250 ml. **d** Kombinierte urodynamische Untersuchung: hypoaktiver, hypokontrak-
tiler Detrusor und mangelhafte Relaxation des Beckenbodens während der Miktion. Diagnose:
Typ des "lazy voider" mit falschem Miktionsverhalten. Therapie: Blasentraining, insbesondere
regelmäßige Blasenentleerung und double-voiding, unterstützt durch Alpha-Rezeptoren-Blok-
ker zur Erleichterung der Blasenentleerung durch 3 Monate und niederdosierte Langzeitchemo-
prophylaxe zur Infektvorbeugung durch 6 Monate. **e** Miktionscystourethrogramm 17 Monate
später: lediglich linksseitig zarter Grad-I-Reflux. **f** IV-Urogramm: Normalisierung des oberen
Harntraktes. **g** Uroflow: Normale Harnflußkurve. **h** Flow-EMG 2 Jahre danach: normales Miktionsmuster

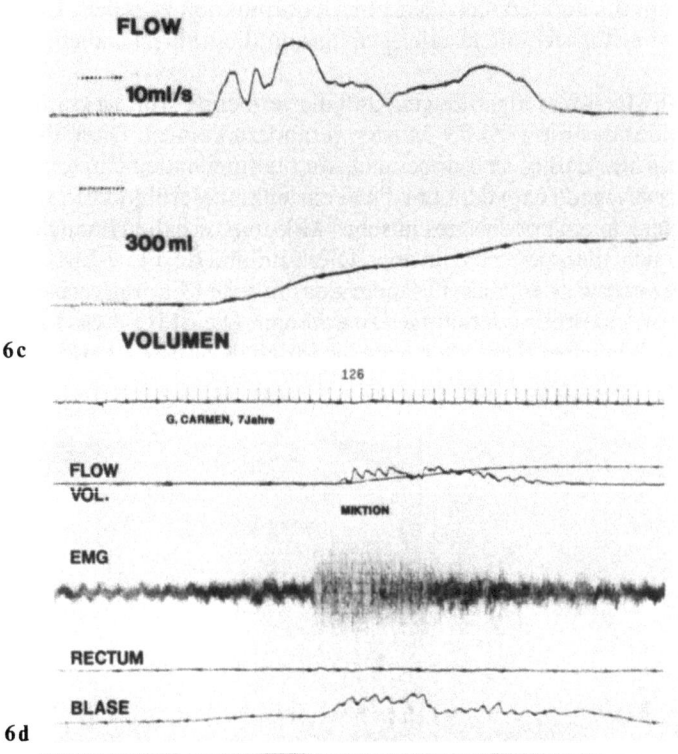

6c

6d

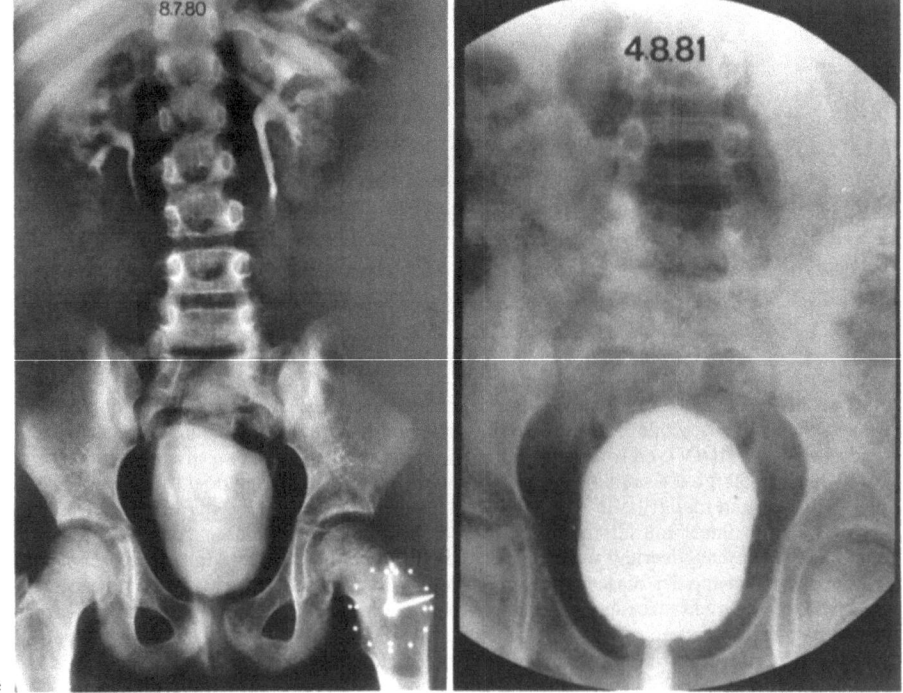

6e   6f

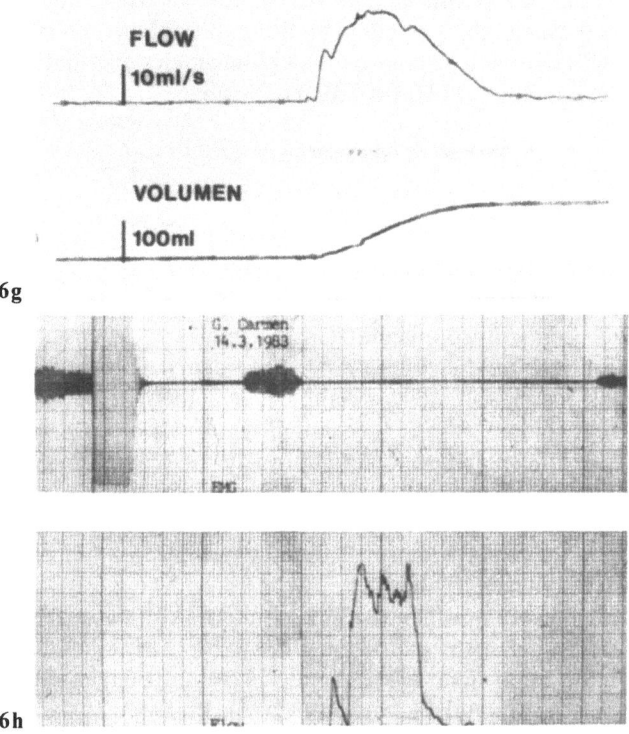

6g

6h

das EMG mit einem Schallverstärker kombiniert wird: Die Miktion ohne Relaxation des Beckenbodens geht nun mit einem deutlich vernehmbaren Geräusch einher, das bei richtigem Miktionsverhalten, also bei relaxiertem Beckenboden fehlt. Die Behandlung wird unter stationären Bedingungen begonnen, wobei die Kinder dazu über das Wochenende aufgenommen werden. Reichliche Flüssigkeitszufuhr sorgt für zahlreiche Blasenentleerungen, die jeweils zumindest EMG-mäßig erfaßt werden. In überraschend kurzer Zeit, mitunter während des Wochenendes, erlernen die Kinder das richtige Miktionsverhalten (Abb. 5), ebenso rasch können sie jedoch dieses auch wieder vergessen. Es ist deshalb notwendig, daß die Eltern dieser Kinder zu Hause darauf achten, ob die Miktion des Kindes unterbrochen oder zügig vonstatten geht. Im übrigen ist auch ein handlicher Myotrainer[1] erhältlich, mit dem das Kind auch zu Hause über am Damm angebrachte Oberflächenelektroden die Aktivität des Beckenbodens akustisch überprüfen kann.

Wie bereits oben angedeutet, darf nicht jedes pathologische Miktionsmuster bei Kindern auf eine Reifungsstörung zurückgeführt werden. Eine Reihe von bekannten, meist obstruktiven Erkrankungen des unteren Harntraktes führen ebenfalls zu den geschilderten Veränderungen: häufigste Ursache ist die distale Meatusenge bei Mädchen, deren Harnfluß dann vermindert und, noch wichtiger, de-

1 Erzeugt und vertrieben durch Fa. Life-Tech, Houston

ren Harnflußkurve ebenfalls durch intermittierende Beckenbodenspastik unterbrochen sein kann. Ursache dafür ist die Begleitentzündung mit Schmerzen bei der Blasenentleerung. Mit Beseitigung der Stenose und Abklingen der entzündlichen Erscheinungen werden Harnfluß und Harnflußkurve normal.

Zusammenfassung

Bei der Beurteilung des Miktionsverhaltens und der Miktionsmuster von Kindern muß zunächst das Alter mitberücksichtigt werden. Die Blase des Neugeborenen und des Kleinkindes ist ungehemmt, ihre Kapazität gering. Um das 2. Lebensjahr werden Blasen- bzw. Harndranggefühl bewußt, aber erst mit dem 4. Lebensjahr ist eine gute Willkürsteuerung der Blase möglich. Kommt es zu keinem fließenden Übergang von der ersten zur zweiten Phase der Blasenreifung, so wird das Kind versuchen, die perzipierte, aber noch nicht oder nicht ausreichend steuerbare Detrusorkontraktion und die damit verbundene, zum Einnässen führende Blasenentleerung durch Kneifen des Beckenbodens zu verhindern. Erst mit dem 4. Lebensjahr wird man daher eine koordinierte Detrusor-Sphinkter-Funktion und ein normales Flow-EMG-Muster erwarten können.

Pathologische, nicht dem Alter entsprechende Miktionsmuster können auf die Persistenz eines infantilen Miktionsmusters zurückgeführt werden: Hat sich bis zum 2. Lebensjahr noch keine oder keine ausreichende Perzeption eingestellt, kann es weiterhin zum Einnässen tags und nachts kommen; bleibt dieser Zustand bis ins Erwachsenenalter erhalten, bleiben Enuresis nocturna, Pollakisurie und imperativer Drang bestehen.

Persistiert die sog. Übergangsphase, wird das Kneifen des Beckenbodens bei sich ankündigender Blasenentleerung zum eingefahrenen Reflex, teils aus Gewohnheit, teils, weil sich keine adaequate kortikale Kontrolle einstellt, bildet sich ein falsches Miktionsverhalten aus. Diese durch Flow-EMG erfaßbare Funktionsstörung führt zu klinischen Konsequenzen und kann Ursache für Restharn, rezidivierenden Harnwegsinfekt und chronische Blasenüberdehnung sein.

Letztlich können jedoch auch pathologische Miktionsmuster durch angeborene oder erworbene Erkrankungen im unteren Harntrakt bedingt sein. Mit Hilfe von urodynamischen Untersuchungen läßt sich das Miktionsmuster klären. Flow-EMG-Untersuchungen sind dazu ein brauchbarer Screening-Test. Die eingehende klinische Untersuchung unter Berücksichtigung des Alters und des Entwicklungsgrades des Kindes sowie Röntgen und Endoskopie erlauben in der überwiegenden Zahl der Fälle die Aufdeckung der zugrunde liegenden Pathophysiologie und damit eine adaequate Therapie.

Literatur

1. Allen TD, Bright III TC (1978) Urodynamic patterns in children with dysfunctional voiding problems. J Urol 119:247–249
2. Averous M (1976) Voiding pressure in children. Eur Urol 2:175–178

3. Cook WA, Firlit CF, Stephens FD, King LR (1977) Techniques and results of urodynamic evaluation of children. J Urol 117:346–349
4. Firlit CF, Cook WA (1977) Voiding pattern abnormalities in children. Urology X/1:25–29
5. Goellner MH, Ziegler EE, Fanon SJ (1981) Urination during the first three years of life. Nephron 28:174–178
6. Maizels M, King LR, Firlit CF (1979) Urodynamic biofeed back: A new approach to treat vesical sphincter dyssynergia. J Urol 122:205–209
7. Pauer W, Madersbacher H (1983) Funktionelle Miktionsstörungen als Ursache der Enuresis: Diagnostik und Therapie. Akt Urol 14:90–95
8. Whiteside CG, Arnold EP (1975) Persistant primary enuresis: A urodynamic assessment. Br Med J 67:364–367

Klinische Bedeutung der distalen Urethralstenose im Kindesalter

K. Stockamp [1]

Seit einem Vierteljahrhundert hält in der pädiatrischen Urologie die Diskussion darüber an, ob bei weiblichen Kindern mit rezidivierenden Harnwegsinfekten – mit oder ohne Reflux – eine infravesikale Obstruktion vorliegt und wo sie gegebenenfalls zu lokalisieren ist.

Anfang der 60er Jahre, vor allem unter dem Einfluß von Marshall, wurde angenommen, daß bei vielen Kindern mit Infektneigung und Reflux eine Blasenhalsenge vorliegt, und nach damaligen Statistiken schienen Kinder mit routinemäßig bei Antirefluxoperationen durchgeführter YV-Plastik bessere Behandlungsergebnisse aufzuweisen. Es folgte dann von Lyon etwas später die Beschreibung des distalen Harnröhrenringes, dessen Bedeutung für den rezidivierenden Harnwegsinfekt im folgenden Jahrzehnt überwiegend akzeptiert wurde. Eine Auswahl aus den in den 70er Jahren publizierten zahlreichen Statistiken zeigt, daß bei Kindern mit angenommener distaler Harnröhrenstenose eine Harnröhrendilatierung in 58–67% der Fälle nachfolgend zur Infektfreiheit führte (Tabelle 1).

Anzumerken ist allerdings, daß das Design dieser Studien überwiegend nicht den heutigen Anforderungen entsprach, da sie nicht prospektiv ausgelegt waren, Vergleichskollektive fehlten und vielfach Zusatzbehandlungen vorgenommen wurden.

Ein dauerhaftes Problem blieb die exakte Diagnostizierung der Harnröhrenstenose. Die Übertragung der von Immergut festgestellten Normalwerte des Harnröhrenkalibers bei gesunden Mädchen – ähnlich auch die Faustregel 10 Charriére plus Lebensalter – auf die Harnröhrenweite des zu Infekten neigenden Mädchens ergab keine eindeutig pathologischen Werte. Diese Tatsache führte schließlich weitgehend zu dem Konsens, daß zur Diagnose einer distalen Harnröhrenstenose mit dem zu verwendenden Meßinstrument (Bougie á boule) nicht notwendigerweise eine unter der Norm liegende Weite festgestellt werden muß,

Tabelle 1. Infektfreiheit nach Harnröhrendilatierung

Lyon u. Marshall (1971)	65 %
nach 2 Jahren	88 %
Moormann et al. (1971)	59,7%
Hendry et al. (1973)	63 %
Immergut u. Gilbert (1973)	67 %
Koff et al. (1979)	58 %

1 Urologische Klinik der Städtischen Krankenanstalten, D-6700 Ludwigshafen/Rhein

Der Harnwegsinfekt
Hrsg. v. K.-H. Bichler und J. E. Altwein
© Springer-Verlag Berlin Heidelberg 1985

sondern allein der Nachweis einer Stufenbildung als Ausdruck einer Unelastizität des untersten Harnröhrensegmentes ausreichend ist. Ungeachtet dessen haben in den letzten Jahren die Zweifel an der früher so häufigen Diagnose einer Harnröhrenstenose zugenommen und vor allem unter dem wachsenden Einfluß einer urodynamischen Betrachtungsweise dazu geführt, daß zwar in vielen Fällen das Vorliegen einer Obstruktion nicht zu bestreiten ist, diese aber funktionell bedingt sein kann und einer Spastik des Sphinkter externus zugeschrieben werden muß.

Da Mädchen mit rezidivierendem Harnwegsinfekt zusätzlich in auffälligem Maße Symptome einer Blasendysfunktion wie Pollakisurie und Enuresis aufweisen und in einer Häufigkeit von 15–40% ein vesikoureteraler Reflux besteht, gibt diese Symptomentrias überwiegend Anlaß zu einer stationären Behandlung, wobei eine subtile Diagnostik besonders im Hinblick auf die Assoziation mit einer intravesikalen Obstruktion möglich ist und der therapeutische Effekt einer Harnröhrendilatierung objektiviert werden kann.

In einer ersten kooperativen Studie zusammen mit zwei anderen Kliniken fanden wir bei 269 Kindern mit Reflux unter Anwendung bestimmter Kriterien – verringertes Harnröhrenkaliber, pathologische Harnröhrenkonfiguration im Miktionszystourethrogramm und urodynamische Feststellung eines erhöhten Miktionsdruckes – in 43,5% der Fälle eine infravesikale Obstruktion. Bei alleiniger Betrachtung der leichten Refluxgrade I und II stieg der Anteil der obstruierten Fälle auf 88 bzw. 51%. Durch die Harnröhrendilatierung wurden unabhängig von der untersuchenden Klinik 91% bzw. 71% der Kinder mit geringerem Refluxgrad refluxfrei, während der schwergradige Reflux kaum beeinflußt wurde.

Diese Studie ließ einige Fragen offen:

Was ist der beste diagnostische Parameter und ist die aufwendige urodynamische Untersuchung ein Erfordernis?

Welche prognostische Bedeutung haben Symptome der Blasendysfunktion?

Wird mit dem Reflux auch die Neigung zu rezidivierenden Harnwegsinfekten beseitigt?

Zur Klärung dieser Fragen wurde in der Urologischen Klinik Ludwigshafen eine weitere prospektive Studie durchgeführt.

Untersuchungsmethodik

In die Studie wurden im Verlauf von zwei Jahren 42 stationär behandelte Mädchen mit rezidivierendem Harnwegsinfekt und Reflux Grad I und II aufgenommen, von denen 34 drei Monate später nachkontrolliert werden konnten. Das Alter der Kinder lag zwischen 4 und 13 Jahren, im Durchschnitt bei 7,2 Jahren. Kleinkinder wurden ausgeschlossen, da bei diesen die Symptome der Blasendysfunktion noch nicht ausreichend erkennbar sind und die erforderliche Kooperation bei einer urodynamischen Untersuchung nicht zu erwarten ist.

Bei allen Kindern wurde vor einer Harnröhrendilatierung ein Miktionszystourethrogramm und eine urodynamische Untersuchung durchgeführt und nach drei Monaten wiederholt. Unmittelbar vor dem Eingriff wurde in Narkose zystoskopiert und die Harnröhre mit dem Bougie á boule kalibriert.

Die Dilatierungstechnik bestand in einer Otis-Urethrotomie bei 12 Uhr, wobei das vorher gemessene Kaliber um 10 Charrière überschritten wurde. Anschließend erfolgte eine Harnröhrenbougierung mit Hegar-Stiften um weitere 3–6 Charrière. Bei dieser Art der Dilatierung sollte durch die vorausgehende Urethrotomie ein gezielter Schleimhautdefekt entstehen, damit bei der Bougierung multiple Schleimhautrisse mit der möglichen Folge narbiger Restenosierungen vermieden werden. Ein Katheter wurde nur in dem seltenen Fall einer postoperativen Blutung eingelegt.

Bei der Miktionszystourethrographie lag das Hauptaugenmerk auf der Harnröhrenkonfiguration. Eine proximale ballonförmige Auftreibung – seltener eine kegelförmige – wurde als Zeichen einer distal davon liegenden Harnröhrenobstruktion gewertet (s. Abb. 3a). Der ureterale Reflux wurde als Grad I und der renale als Grad II klassifiziert. Die Beurteilung der Blasenkontur im Hinblick auf eine vermehrte Trabekulierung und Pseudodivertikelbildung erwies sich als zuverlässiger als die zystoskopische Untersuchung.

Hauptparameter der urodynamischen Untersuchung war der transurethral gemessene Miktionsdruck. Aufgrund der aus einem früheren großen Untersuchungskollektiv gewonnenen Erfahrungen wurde ein Miktionsdruck über 50 mbar als pathologisch erhöht angesehen, während Werte zwischen 30 und 40 mbar als normal und zwischen 40 und 50 mbar als im Grenzbereich liegend eingeordnet wurden. Regelmäßig festgehalten wurde weiterhin der zystometrische Nachweis einer Hyperreflexie. Da die Harnflußraten durch den transurethral liegenden Katheter deutlich beeinflußt wurden und bekanntermaßen im Kindesalter bei Obstruktionen durch Erhöhung des Miktionsdruckes kompensiert werden können, wurde die Uroflowmetrie bei der Auswertung nicht statistisch berücksichtigt. Eine Beckenbodenelektromyographie mit Ableitung über Nadelelektroden wurde nur von einem Teil der untersuchten Kinder toleriert.

Ergebnisse

Drei Monate nach Harnröhrendilatierung war bei 18 der 34 Mädchen kein Reflux mehr nachweisbar, einer Erfolgsrate von 53% entsprechend. Bei 5 weiteren Kindern wurde die Refluxsituation gebessert, d. h. ein vesikorenaler Reflux bestand nur noch ureteral oder bei bds. Reflux wurde eine Seite refluxfrei. Diese Fälle eingeschlossen, wurde eine Besserungsrate von 68% erreicht. In keinem Fall kam es zu einer Verschlechterung.

23 Kinder hatten präoperativ einen erhöhten Miktionsdruck und bei 19 von diesen wurde durch den Eingriff der Reflux beseitigt oder gebessert, während er bei den 11 Mädchen mit normalem Miktionsdruck nur viermal günstig beeinflußt wurde (Tabelle 2).

Der Einfluß des erhöhten Miktionsdruckes auf die Refluxsituation wird noch deutlicher, wenn man die bei diesen Kindern präoperativ gemessenen Druckwerte mit denen vergleicht, die in dem Kollektiv mit unbeeinflußtem Reflux festgestellt wurden (Abb. 1): Der durchschnittliche Miktionsdruck lag in der ersten Gruppe

Tabelle 2. Einfluß des Miktionsdruckes auf die Refluxpersistenz nach Harnröhrendilatierung

Miktionsdruck	Reflux		
		Gebessert	Unverändert
> 50 mbar	23	19	4
< 50 mbar	11	4	7
	34	23	11

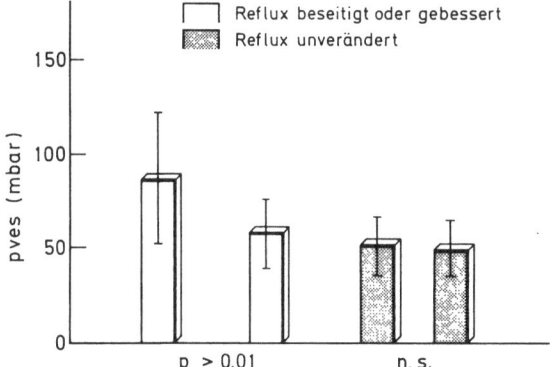

Abb. 1. Durchschnittlicher Miktionsdruck prä- und postoperativ bei Kindern mit gebessertem Reflux nach Harnröhrendilatierung im Vergleich zu Kindern mit therapeutisch unbeeinflußtem Reflux

präoperativ bei 87 ± 35 mbar und war nach Dilatierung signifikant auf 58 ± 19 mbar abgesunken, während die Druckwerte bei den Kindern mit persistierendem Reflux von vornherein nur bei 51 ± 16 mbar lagen und postoperativ unverändert blieben (49 ± 16 bar).

Die maximalen Harnflußraten unterschieden sich mit 11 ± 4 ml/s erwartungsgemäß präoperativ nicht in beiden Gruppen und wurden auf $14,5 \pm 3$ gesteigert.

Eine Hyperreflexie bestand bei 16 Mädchen (47%). Dieser Befund korrelierte jedoch nicht mit einem erhöhten Miktionsdruck. Die Harnröhrendilatierung führte zu einem Verschwinden der Hyperreflexie in einem Drittel der Fälle und zu einer Verringerung in einem weiteren Drittel, auch hier fand sich keine Korrelation zur Beeinflussung eines Refluxes.

Eine Rezidivobstruktion wurde bis zu einem Jahr nach dem Eingriff nicht beobachtet, auch Nachmessungen zeigten keine Änderung der urodynamischen Situation in diesem Zeitraum (Abb. 2). Andererseits blieb auch eine erneute Dilatierung in drei von vier Fällen mit bei der Erstbehandlung unbeeinflußter Obstruktion und ungebessertem Reflux effektlos.

Die klinische Symptomatik wurde unterschiedlich beeinflußt (Tabelle 3): Eine präoperativ bei 68% vorgelegene Enuresis nocturna bestand bei 57% weiter, was nicht als therapeutischer Effekt gewertet werden kann. Eindeutig war dagegen der

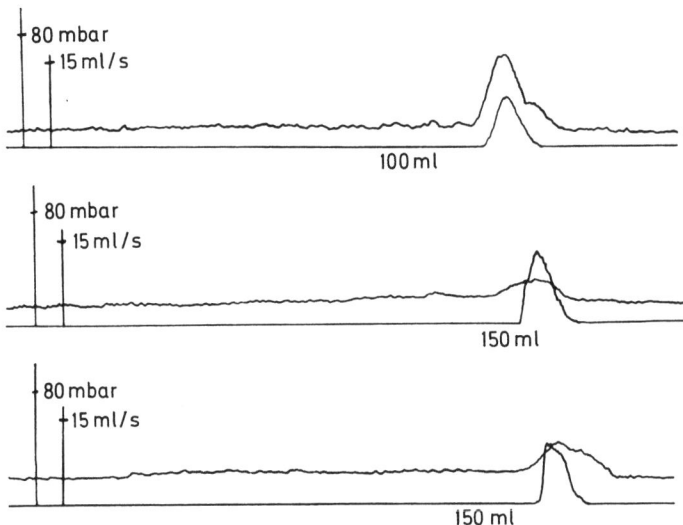

Abb. 2. Zystometrie- und Flowkurven eines Kindes mit vesikorenalem Reflux. Präoperativ (*oberes Kurvenbild*) erhöhter Miktionsdruck von 68 mbar, leicht reduzierter Harnfluß. Drei Monate nach Harnröhrendilatierung (*mittleres Kurvenbild*) normaler Miktionsdruck von 35 mbar bei gesteigerter Harnflußrate. Nach einem Jahr (*unten*) unveränderter Zustand

Tabelle 3. Einfluß der Harnröhrendilatierung auf Blasendysfunktion und rezidivierenden Harnwegsinfekt

	Präoperativ	Postoperativ
Enuresis nocturna	23 (68%)	16 (47%)
Enuresis diurna	16 (47%)	4 (12%)
Pollakisurie	18 (53%)	3 (9%)
Beschwerdefrei	9 (26%)	16 (47%)
Harnwegsinfekte	32 (94%)	25 (74%)

Einfluß der Harnröhrendilatierung auf das Symptom Enuresis diurna und Pollakisurie. Präoperativ litten hierunter etwa die Hälfte der Kinder, postoperativ nur noch etwa 10%. Ingesamt wurde der Anteil der symptomlosen Kinder durch die Harnröhrendilatierung verdoppelt. Wiederum wenig eindrucksvoll war der Einfluß auf das Harnwegsinfektrezidiv, da bereits nach 3 Monaten 74% der Kinder erneut einen Infekt durchgemacht hatten.

Nachdem sich die Bestimmung des Miktionsdruckes als ein sehr zuverlässiger Parameter für das Vorliegen einer Obstruktion erwiesen hatte, wurde der Frage einer Korrelation mit dem Nachweis einer Harnröhrenenge durch Kalibrierung oder mit dem Befund einer proximalen Harnröhrenweitstellung im Miktionszystourethrogramm nachgegangen (Tabelle 4).

Die Harnröhrenkalibrierung fiel bei 16 Kindern, die alle einen erhöhten Miktionsdruck aufwiesen, pathologisch aus. Nur teilweise überschnitten sich diese Fälle mit den 14 Kindern, bei denen eine pathologische Harnröhrenballonierung

Tabelle 4. Korrelation zwischen Miktionsdruckmessung, Harnröhrenkalibrierung und Nachweis einer Harnröhrendilatation bei 34 Kindern mit Verdacht auf subvesikale Obstruktion

	Patienten	%
Miktionsdruck > 50 mbar	24	71
Kalibrierbare Stenose	16	47
Harnröhrendilatation im MCU	14	41
Kalibereinengung und/oder Harnröhrendilatation	23	68

aufgefallen war. Mit einer Ausnahme war auch bei letzteren der Miktionsdruck erhöht. Wurde als Obstruktionshinweis entweder eine Kalibereinengung oder aber eine Harnröhrendilatation genommen, wurden mit einer Ausnahme alle urodynamisch diagnostizierten Obstruktionsfälle erfaßt.

Die Harnröhrendilatation war im übrigen postoperativ in der Mehrzahl der Fälle nicht mehr oder nur angedeutet nachweisbar (Abb. 3 b).

Die bei sieben obstruierten Fällen durchgeführte Beckenbodenelektromyographie ergab nur zweimal – als Hinweis für eine organische Harnröhrenstenose

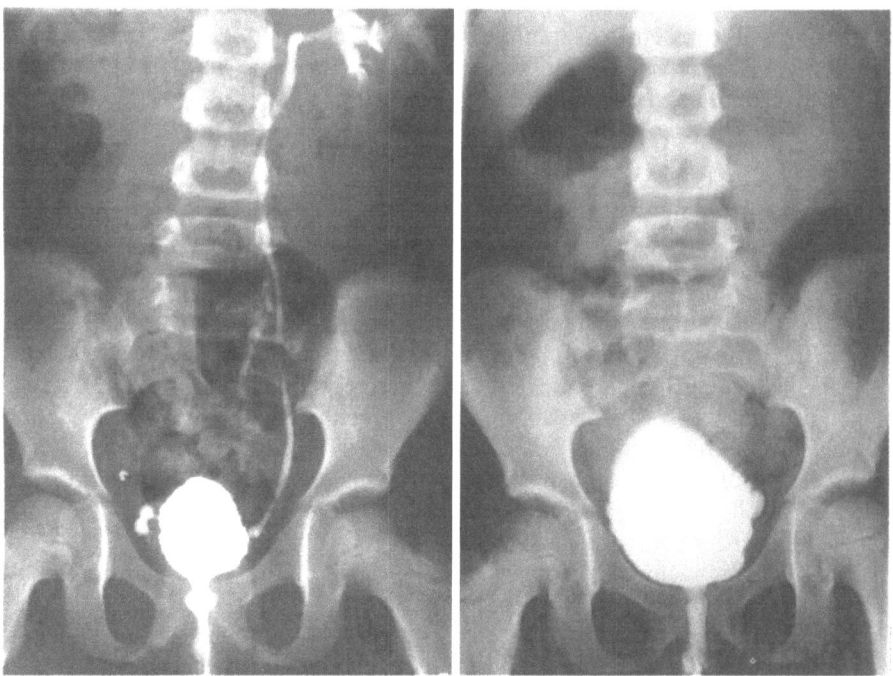

Abb. 3. a, b. Miktionsurethrogramm des gleichen Falles wie in Abb. 2. Vor Behandlung (**a**) vesikorenaler Reflux links, Detrusortrabekulierung mit Pseudodivertikel und Ballonierung der proximalen Harnröhre. Drei Monate nach Harnröhrendilatierung kein Reflux mehr, völlige Normalisierung der Harnröhrenkonfiguration (**b**)

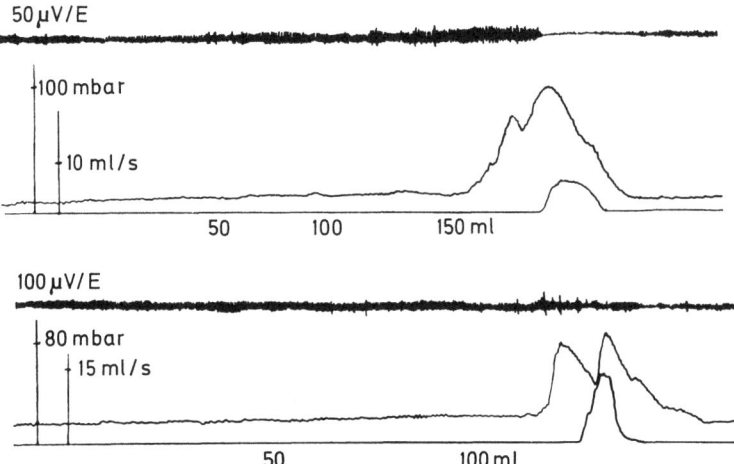

Abb. 4. Zystometriekurven mit simultaner Beckenbodenelektromyographie. Im *oberen Kurven-bild* bei erhöhtem Miktionsdruck komplette Relaxation im Beckenbodenbereich, aufgrund der normalen Detrusor-Sphinkterkoordination ist eine organische Obstruktion anzunehmen. Im *un-teren Kurvenbild* wiederum erhöhter Miktionsdruck mit fehlender Relaxation der Beckenboden-muskulatur als Nachweis einer funktionellen Obstruktion im Sphinkter-externus-Bereich

– ein koordiniertes Detrusor-Sphinkterverhalten unter der Miktion, während bei den übrigen eine fehlende Sphinkterrelaxation nachweisbar war, die als funktio-nell obstruierend aufzufassen ist (Abb. 4).

Zusammenfassung

Nach urodynamischen Kriterien liegt der Ort der Obstruktion im Gegensatz zu früheren Anschauungen weniger häufig im untersten Harnröhrensegment als un-elastischer Ring vor, sondern mehrheitlich in Beckenbodenhöhe in Form eines nichtrelaxierenden Sphinkters externus. Organische oder funktionelle Obstruk-tionen der Harnröhre sind zuverlässig durch eine urodynamische Untersuchung mit Nachweis eines erhöhten Miktionsdruckes erkennbar, nahezu gleich sicher läßt sich eine infravesikale Obstruktion annehmen, wenn der Kalibrationsversuch positiv ausfällt oder im Miktionszystourethrogramm eine Ballonierung der pro-ximalen Harnröhre vorhanden ist.

In Fällen mit nachweislich obstruierter Harnröhre führt eine Harnröhrendila-tierung mit großer Sicherheit zur Rückbildung eines Refluxes leichteren Grades. Weiterhin sind Blasenfunktionsstörungen in Form einer Enuresis diurna oder ei-ner Pollakisurie ausgezeichnet zu beeinflussen, während die reine Enuresis noc-turna keine Indikation für eine Dilatierung darstellt. Enttäuschend war in unserer Studie bei einem allerdings stark selektionierten Patientengut der fehlende Kurz-zeiteffekt dieser Behandlungsform auf das Wiederauftreten vorher bestandener Harnwegsinfekte.

Literatur

1. Allison RC, Leadbetter GW Jr (1972) The effect of urethrotomy on vesico-ureteral reflux. J Urol 108:480
2. Averous M, Guiter J, Grasset D (1981) La stenose urétrale de la filette, mythe or réalité? Confrontation des données cliniques, radiographiques, instrumentales et urodynamiques. J Urol Nephrol 87:67
3. Brannan W, Ochsner MG, Rosencrantz DR, Whitehead GM Jr, Goodier EH (1973) Experience with vesico-ureteral reflux. J Urol 109:46
4. Hanna MK, Discipio W, Suh KK, Kogan SJ, Levitt SB, Donner K (1981) Urodynamics in children. Part II. Pseudoneurogenic bladder. J Urol 125:534
5. Hendry WF, Stanton SL, Williams DI (1973) Recurrent urinary infection in girls; effect of urethral dilatation. Br J Urol 45:72
6. Immergut MA, Wahmann GE (1968) The urethral caliber of female children with recurrent urinary tract infections. J Urol 99:189
7. Keeton IE (1974) Urethral stenosis in female children with urinary tract infection: an overview. South Med J 67:1313
8. King LR (1976) Vesico-ureteral reflux: history, etiology and conservative management. In: Kelalis PP, King LR (eds) Clinical pediatric urology, vol I. WB Saunders Comp, Philadelphia London Toronto
9. Koff SA, Lapides J, Piazza DH (1979) Association of urinary tract infection and reflux with uninhibited bladder contractions and voluntary sphincteric obstruction. J Urol 122:373
10. Lyon RP, Smith DR (1963) Distal urethral stenosis. J Urol 89:414
11. Lyon RP, Marshall S (1971) Urinary tract infections and difficult micturition in girls: Long term follow up. J Urol 105:314
12. Melchior H, Eisenberger F, Stockamp K (1980) Reflux und Blasenauslaßobstruktion. Verh Dtsch Ges Urol 31
13. Moormann JG, Kastert AB, Brausch K (1974) Diagnose und operative Therapie der distalen Stenose der weiblichen Harnröhre. Urologe [Ausg A] 13:213
14. Tanagho EA, Lyon RP, Miller ER, Fisher R (1971) Spastic external sphincter and urinary tract infections in girls. Br J Urol 43:69
15. Woodrow SI, Marshall VF (1971) Y-V enlargement of the vesical outlet in ordinary cases of vesico-ureteral reflux. J Urol 105:301

Urethralsyndrom, Reizblase und interstitielle Zystitis

St. H. Flüchter, K.-H. Bichler und R. Harzmann[1]

Die sog. Reizblase ist nach Alken [1] in den meisten Fällen eine Verlegenheitsdiagnose, die an die Geduld von Arzt und Patient häufig große Ansprüche stellt. Dieses Krankheitsbild findet sich nahezu ausnahmslos bei Frauen jenseits des 20. Lebensjahres und zeigt hinsichtlich der Komplexität des Beschwerdebildes und der Vielschichtigkeit seiner Ätiologie Ähnlichkeiten mit der chronischen Prostatitis. Synonyma sind: External Sphincter spasticity syndrome [46], Urethrotrigonitis chronica [39], Lower urinary tract symptoms without objective findings [63], abakterielle Dysurie [7] und Urethritis chronica [37]. Im angloamerikanischen Schrifttum erscheint die Reizblase unter dem Begriff Urethralsyndrom.

Ätiologisch muß an einen routinemäßig nicht erfaßten Infekt (Chlamydia trachomatis, Staphylococcus saphrophyticus, Gonokokken), morphologische Ursachen (distale Harnröhrenstenose, Karunkel, Urethraldivertikel, Erkrankungen der paraurethralen Drüsen, Hymenalreste) und funktionelle Störungen (Spastik des Sphinkter externus) gedacht werden. Hinzu kommen psychosomatische Befunde [5] und Regulationsstörungen im Zusammenspiel von Psyche, Neurovegetativum und Endokrinium. Die Diagnose Reizblase kann nur dann akzeptiert werden, wenn durch sorgfältige Diagnostik andere Krankheitsbilder ausgeschlossen wurden.

Die *Symptomatik* ist gekennzeichnet durch zystische Beschwerden wie Pollakisurie und Algurie, die in der Regel nur tagsüber auftreten. Darüber hinaus beklagen viele Patientinnen einen unangenehmen Druck oder Schmerzen in der Harnblasengegend mit Ausstrahlung in den Unterbauch. Warme Bäder und Bettwärme bringen Erleichterung, während Feuchtigkeit, Kälte oder kühle Witterung die Beschwerden verschlimmern. Als begleitende neurovegetative Befunde können ausgeprägter Dermographismus, Neigung zu fleckförmigen Hautrötungen an Brust und Hals, Cutis marmorata, Akrozyanose, „kalte Füße" und Hyperhydrosis auftreten. Da die Symptome von Veränderungen der Harnblasenschleimhaut und der Harnröhre ausgelöst werden können, ist eine eingehende urologische Abklärung notwendig, die im Einzelfall durch gynäkologische Untersuchungen vervollständigt werden sollte.

Die *Diagnostik* umfaßt neben Infekt- und Röntgendiagnostik die Kalibrierung der Harnröhre, Urethrozystoskopie, urodynamische Verfahren, ggf. auch die Harnblasenbiopsie und psychosomatische Abklärung. Typischerweise zeigt die Mehrzahl der Untersuchungsverfahren regelrechte Befunde und steht damit im krassen Gegensatz zur Hartnäckigkeit und Intensität des Beschwerdebildes. Bei einigen Patientinnen findet sich – überwiegend zwischen dem 2. und 4. Le-

---

1 Lehrstuhl und Abteilung für Urologie der Universität Tübingen, Calwer Str. 7, D-7400 Tübingen

Der Harnwegsinfekt
Hrsg. v. K.-H. Bichler und J. E. Altwein
© Springer-Verlag Berlin Heidelberg 1985

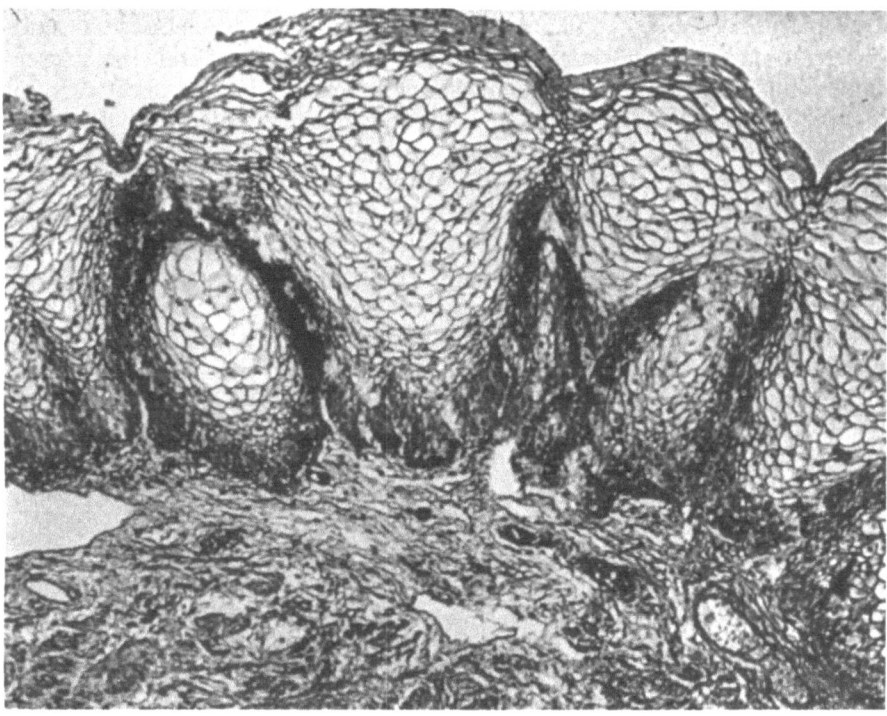

Abb. 1. Histologischer Befund der trigonalen Plattenepithelmetaplasie: Es findet sich eine Verbreiterung des Epithels und eine Metaplasie des Übergangsepithels zum nicht verhornenden Plattenepithel. Das Epithel wölbt sich basalwärts in Form papillomatös endophytischer Komplexe vor. Ein infiltrierendes Wachstum liegt nicht vor. Die obersten Zellagen sind abgeflacht und bieten das Bild einer Parakeratose. Das subepitheliale Stroma zeigt eine lockere entzündliche Infiltration durch Rundzellen, daneben dilatierte Gefäße und ein geringes Stromaödem

bensjahrzehnt – zystoskopisch jedoch eine charakteristische grauweiße, zottige Auflockerung der Harnblasenschleimhaut des Trigonalbereiches. Dieser Befund ist landkartenartig erhaben von der übrigen Harnblasenschleimhaut abgesetzt. Eigene Untersuchungen ergaben in der Biopsie dieser Veränderungen eine Volumenzunahme des Epithels und eine Metaplasie des Urothels in Plattenepithel, das sich basalwärts in Form papillomatös endophytischer Komplexe vorwölbt. Die oberen Zellagen waren im Sinne einer Parakeratose abgeflacht, eine vollständige Verhornung ließ sich ebensowenig nachweisen wie infiltratives Wachstum. Das subepitheliale Stroma zeigte eine lockere entzündliche Infiltration durch Rundzellen und ließ daneben dilatierte Gefäße und eine geringe Ödembildung erkennen [12, 23] (Abb. 1).

Die strikte Limitierung dieser Veränderung auf Trigonum und hintere Harnröhre weist auf die unterschiedliche embryonale Herkunft von Trigonum und anderen Harnblasenabschnitten hin. Nach Hamilton [20] ist das Trigonum ein Derivat des geschlechtshormonsensitiven Wolff'schen Gangsystems, nach Streitz [52] des ebenfalls hormonabhängigen Urogenitalsinus. Die Hormonsensibilität des Trigonums sowie die Tatsache, daß diese Plattenepithelmetaplasien nahezu

ausnahmslos bei Frauen gefunden werden, läßt auf die Anwesenheit von Östro-
genrezeptoren in diesem Bereich schließen [12, 13, 23, 25]. Das übrige Harnblasen-
epithel läßt diese hormonale Ansprechbarkeit vermissen. Dies deckt sich mit
Beobachtungen von v. Rütte [47], der zyklusabhängige Veränderungen des Trigo-
numepithels beschrieben hat. In der Postmenopause sind solche Befunde im Tri-
gonumbereich häufiger [48]. Die klinische Relevanz der trigonalen Plattenepithelmetaplasie, d. h. der Bezug zur sog. Reizblase, muß jedoch differenziert beurteilt
werden, da dieser endoskopische Befund – wie Serienuntersuchungen von Wiener
[60], Widran [59] und Schubert [48] sowie eigene klinische Erfahrungen [12, 23]
gezeigt haben, bei einem Großteil von Frauen ohne Reizblasensymptomatik gefunden wird. Bei klinischen Beschwerden und nach Ausschluß anderer morpho-
logischer und infektiöser Befunde sollte ein lokaler Östrogenmangel bzw. eine
hormonale Dysfunktion ursächlich diskutiert werden. Hinweise darauf ergeben
sich in einem erniedrigten karyo-pyknotischen Index, selten in Veränderungen
des Hormonstatus [12].

Die *Differentialdiagnose* der Reizblase umfaßt die unspezifische und spezifische Zystitis, die interstitielle Zystitis, die eosinophile bzw. allergische Zystitis,
Fremdkörper- und Strahlenzystitiden. Hinzu kommen Tumoren von Harnblase
und außerhalb der Harnblase gelegenen Strukturen, entzündliche auf die Harnblase übergreifende Veränderungen einschließlich der Adnexitis, schließlich auch
maskierte Formen der neurogenen Harnblasenentleerungsstörungen.

Die *Therapie* der Reizblase stützt sich im wesentlichen auf die Verabreichung
von Spasmolytika, während Antibiotika primär nicht indiziert sind. Sitz-,
Dampf- und Moorbäder bzw. Kurzwellenanwendung können günstigen Einfluß
ausüben. Neben einer sorgfältigen Anamnese unterstützt vor allem ein ausführli-
ches Gespräch über Art und Ursache der Erkrankung ebenso wie die Eliminie-
rung unnötiger Streßfaktoren den Therapieerfolg. Verschiedentlich werden zusätzlich reizlose Kost und leichte sportliche Betätigung empfohlen. Beim Nachweis psychischer Veränderungen kann eine Psychotherapie sinnvoll sein. Weitere
verschiedentlich beschriebene Behandlungsverfahren sind die Verabreichung von
Diazepam oder Phenoxybenzamin, Kryotherapie, Diathermie und Harnröhrendilatation bzw. Urethrotomie. Frauen mit trigonaler Plattenepithelmetaplasie
und Veränderungen der endokrinologischen Situation sollten gemeinsam mit einem kompetenten Gynäkologen behandelt werden. Topische und systemische
Östrogenanwendungen können im Einzelfall zum Erfolg führen. Die Vielzahl der
Behandlungsvorschläge läßt die therapeutische Unergiebigkeit und ätiologische
Unsicherheit bei diesem Krankheitsbild überdeutlich erkennen.

Das Krankheitsbild der *Interstitiellen Zystitis* findet sich vorwiegend bei
Frauen im 3. und 4. Lebensjahrzehnt [35, 42, 56]. Nach McDonald [33] und Farkas [10] sind jedoch gelegentlich auch Kinder betroffen. Frauen erkranken häufiger als Männer (Verhältnis 10 zu 1), der Krankheitsverlauf ist beim Mann günstiger als bei der Frau [42]. Offensichtlich wird die interstitielle Zystitis in den letzten 10 Jahren häufiger diagnostiziert [42]. Aufgrund des oft jahrelangen Verlaufes
wird das Krankheitsbild häufig als chronische Zystitis fehlgedeutet. Im Gegensatz zu dieser fehlen der interstitiellen Zystitis jedoch Leukozyturie und Bakteriurie, die Urinzytologie ist negativ. Klinisch besteht eine auffallende Diskrepanz
zwischen dem zunächst unauffälligen endoskopischen Befund und den erhebli-

Tabelle 1. Mögliche aetiologische Faktoren der interstitiellen Zystitis

Infektionen (Bakterien, Viren, Pilze, Mykoplasmen, Trichomonaden)	Hanash u. Pool (1970) Harn u. Kentel (1973)
Lymphbahnobstruktion	Powell (1945)
Abnormer Histiozytenrespons	Bohne (1962)
Lupus erythematosus	Fister (1938) Boye (1979) Weisman (1981)
Neurovaskuläre Störungen	Skoluda (1974)
Autoimmunerkrankung	Oravisto (1970) Jokinen (1972) Gordon (1973)

chen Beschwerden, die sich in zunehmender Pollakisurie tags und nachts, Strangurie bei gefüllter Harnblase und am Ende der Miktion mit Schmerzausstrahlung in den Unterleib äußern. Typisch sind Mikro- bzw. Makrohämaturien als Folge petechialer Schleimhautblutungen bei Überdehnung der Harnblase. Mitunter werden fatale Verläufe durch Ausbildung einer Schrumpfblase mit Ostieninsuffizienz festgestellt. Nach Ansicht von Oravisto [42] handelt es sich bei der interstitiellen Zystitis nicht um ein chronisch progredientes Leiden, sondern um eine ihr jeweiliges Endstadium rapid progredient erreichende Erkrankung. Das Krankheitsbild persistiert dann über Jahre.

Die *Ätiologie* der interstitiellen Zystitis ist umstritten. Diskutiert werden durchgemachte Infekte, Obstruktion der Lymphdrainage, abnormer Histiozytenrespons, lupus erythematosus und eine neurovaskuläre Störung. In den letzten Jahren wird zunehmend eine Autoimmunerkrankung, z. B. eine Immunopathie der Harnblasengefäße diskutiert [3, 4, 11, 21, 22, 27, 32, 45, 51, 58] (Tabelle 1).

Zur *Diagnostik* der interstitiellen Zystitis ist die Zystoskopie in Narkose mit tiefer Biopsie aus der Harnblasenwand unumgänglich. Die Zystoskopie sollte in zwei Schritten erfolgen. Im ersten wird die Blase sorgfältig bis zur Maximalfüllung beobachtet. Im Frühstadium der Erkrankung ist die Blasenkapazität nicht eingeschränkt. Endoskopisch finden sich häufig neben normalem Urothel nicht scharf von der Umgebung abgrenzbare, flächenhafte, leicht erhabene Eryheme. Erscheint die Blase bei der ersten Füllung normal, so zeigt sich jedoch gewöhnlich nach Entleerung der Spülflüssigkeit eine Hämaturie. Im zweiten zystoskopischen Schritt wird die Blasenschleimhaut sorgfältig auf kleine, diskrete, punktförmige submuköse Blutungen untersucht. Lineare Risse bei zunehmender Blasenfüllung mit Blutungsstraßen stellen typische Läsionen dar. Allerdings sprechen diese Befunde ebenso für eine interstitielle Zystitis wie für eine Tuberkulose, Bilharziose bzw. das Carcinoma in situ. Bei fortgeschrittener Erkrankung erscheint die Harnblasenschleimhaut bei zunehmender Blasenfüllung blaß, die Blasenkapazität reduziert. Es finden sich sternförmige alte Urothelvernarbungen, meist mit einer zentralen Blutung aus kleinsten Ulcera, die häufig jedoch nur histologisch nachweisbar sind. Im Spätstadium imponieren eine Schrumpfblase mit geringer Fül-

Tabelle 2. Endoskopische Befunde der interstitiellen Zystitis

Frühstadium:	Normale Blasenkapazität
	Erytheme
	Petechiale Blutungen
Intermediärstadium:	Blasenkapazität ↓
	Narben → Ulcera
Spätstadium:	Schrumpfblase

lungskapazität, excessiver Harnblasenwandfibrose und -hypertrophie mit daraus resultierender Einflußstauung des oberen Harntraktes (Tabelle 2).

Die obligate tiefe Biopsie zeigt histologisch im Frühstadium eine unspezifische Panzystitis mit submukösem Ödem und intensiver hämorrhagisch zellulärer Exsudation. Die Harnblasenmuskulatur selbst ist unauffällig. Im Intermediärstadium finden sich im Zentrum alter Narben Hunnersche Ulcera [26] mit entzündlichen Infiltrationen, bestehend aus eosinophilen Leukozyten, aus Lymphozyten, Plasmazellen und Mastzellen [28]. Der weitere Verlauf ist gekennzeichnet durch Abflachung des Urothels, Ausbildung einer squamösen Metaplasie bis hin zum kompletten Urothelverlust. Schließlich kommt es infolge der fortschreitenden Fibrose der gesamten Harnblasenwand unter Zunahme kollagener Fasern und Ausbildung perivesikaler Infiltrationen zur Schrumpfblase. Die Arteriolen zeigen eine Wandhypertropie bei engen Gefäßlumina. Die Venen sind dilatiert und blutstrotzend. Während die nervale Versorgung der tiefen Blasenwandabschnitte intakt bleibt, tritt in den subepithelialen Anteilen eine Demyelinisierung bei gleichzeitiger proliferativer Tendenz auf. Immunochemisch lassen sich in der Harnblasenwand vermehrt Immunglobuline nachweisen [32] (Tabelle 3).

Im Fall einer interstitiellen Zystitis ist es ohne Bedeutung, aus welchem Teil der Harnblase die Biopsien entnommen werden, da die Erkrankung die gesamte Harnblase erfaßt. Es sollten jedoch immer auch einige Biopsien aus den blutenden bzw. ulcerierenden Schleimhautbezirken entnommen werden, um ein carcinoma in situ auszuschließen.

Die *Therapie* umfaßt medikamentöse und operative Maßnahmen. Zu nennen sind die systemische Therapie, die lokale Therapie, die Harnblasendenervierung

Tabelle 3. Histologische Befunde in Abhängigkeit vom Stadium der interstitiellen Zystitis

Panzystitis ↓	Submuköses Ödem, Hyperämie
Ulcus	Am Blasendach (eosinophile Leukozyten, Lymphozyten, Plasmazellen, Mastzellen) Urothelabflachung, squamöse Metaplasie, Urothelverlust
Schrumpfblase	Fibrose Kollagene Fasern Perivesikale Infiltrate Immunglobuline

bzw. der Harnblasenersatz durch Enterozystoplastik bzw. supravesikale Harnableitung. Für alle harnblasenerhaltenden Maßnahmen gilt bis heute, daß der Therapieerfolg zeitlich begrenzt und bestenfalls palliativ ist.

Therapieversuche mit entzündungshemmenden und immunsuppressiven Medikamenten hatten keinen durchschlagenden Erfolg. Appliziert wurden Steroide, Antihistaminika, Oxiphenbutazon, Benzydamin, Azathioprin, Chloroquin bzw. Oxychloroquin [2, 19, 41, 43, 50, 56, 57]. Die Nebenwirkungen der notwendigen Langzeittherapie schränken darüber hinaus ihre Verwendung ein (Tabelle 4).

Eine lokale Therapieform stellt die Blasendehnung dar, z. B. mit der Helmstein-Technik [24]. Der Eingriff ist evtl. kombinierbar mit der gleichzeitigen Infiltration der Harnblasenwand mit Kortikosteroiden. Über erfreuliche pallative Effekte einer submukösen Infiltration mit Orgotein wurde in den vergangenen Jahren mehrfach berichtet [30]. Die transurethrale Elektroresektion von umschriebenen Harnblasenwandläsionen ist in ihrer Wirkung umstritten. Die lokale Blaseninstillation mit einem Actihämyl-Urbason-Novocain-Gemisch bzw. Chlorpaktin oder Dimethylsulfoxid (DMSO) bewirkten in Einzelfällen eine Linderung der Symptome. Die transvaginale bzw. transkutane Langzeitelektrostimulation der Harnblase erwies sich in einer Pilotstudie als eine weitere, möglicherweise wirksame Therapieform des Frühstadiums der interstitiellen Zystitis [8, 9, 18, 30, 35, 41, 49, 55] (Tabelle 5).

Da bei diesem Krankheitsbild das Symptom Schmerz im Vordergrund steht, ist es nicht verwunderlich, daß auch die Schmerzausschaltung durch Blasendenervierung angewandt wurde. Zu nennen sind folgende Operationen: die präsakrale

Tabelle 4. Systemische Therapieversuche der interstitiellen Zystitis

Steroide	Oravisto u. a. (1970)
	Badenoch u. a. (1971)
Antihistaminika	Simmons u. a. (1961)
	Weaver u. a. (1963)
Oxyphenbutazon	Guerrier u. a. (1965)
Benzydamin	Walsh u. a. (1976)
Azathioprin	Oravisto (1976)
Chloroquin/Oxychloroquin	Oravisto (1976)

Tabelle 5. Lokale Therapiemöglichkeiten der interstitiellen Zystitis

Blasendehnung	Dunn (1978)
Blasenwandinjektion	
Cortison	Oravisto (1970)
Orgotein	Marberger (1974)
Blasenwand-TUR	Greenberg (1974)
Blaseninstillation	
Actihämyl-Urbason-Novokain	Wagenknecht (1976)
Chlorpaktin	Messing (1978)
Dimethylsulfoxid (DMSO)	Shirley (1978)
Transvaginale/transcutane Langzeitelektrostimulation	Fall (1980)

Tabelle 6. Operative Maßnahmen zur Harnblasendenervierung

Praesakrale Neurektomie	Learmonth u. Braasch (1932)
	Scott u. Schroeder (1938)
Bilaterale Chordotomie	Nesbit (1947)
Selektive sakrale Neurektomie	Moulder u. Meirowsky (1956)
	Milner u. Garlick (1957)
	Mason u. a. (1960)
Supratrigonale H-BL-Denervierung	Turner-Warwick u. Handley-Ashken (1967)
	Worth u. Turner-Warwick (1973)
	Freiha u. Stamey (1980)

Neurektomie, die bilaterale Chordotomie, die selektive, sakrale Neurektomie und die supratrigonale Blasendenervation [13, 29, 31, 36, 38, 40, 54, 61] (Tabelle 6). Diese Eingriffe führen jedoch nicht zu einer dauerhaften Symptomverbesserung und sind kontraindiziert bei existenter Schrumpfblase.

Die Harnblasenersatzplastik durch Enterozystoplastik [6, 15, 16, 34, 53, 54, 62] bzw. die supravesikale Urinumleitung ist die Therapie der Wahl bei Patienten mit Schrumpfblase, mit persistierendem, intolerablem Miktionsschmerz, Pollakisurie und Inkontinenz.

Literatur

1. Alken CE, Staehler W (1973) Klinische Urologie. Thieme, Stuttgart
2. Badenoch AW (1971) Chronic interstitial cystitis. Br J Urol 43:718
3. Bohne AW, Hodson JM, Rebuck JW, Reinhard RE (1962) An abnormal leukocyte response in interstitial cystitis. J Urol 88:387
4. Boye E, Huttner J, Erlanger BF, Mackinnon KJ, Klassen I (1979) Immune complex-mediated interstitial cystitis as a major manifestation of systemic lupus erythematosus. Clin Immunol Immunopathol 13:67
5. Carson CC, Segura JW, Osborne DM (1980) Evaluation and treatment of the female urethral syndrome. J Urol 124:609
6. Cibert J, Garbit JL, Massoumi R (1968) L'ileocystoplastie dans le traitement de la cystite chronique d'etiologie non tuberculeuse, non neoplasique, non bilharzienne, de la cystalgie et de la pollakisurie sans cystite. J Urol Nephrol 74:159
7. Dickinson JA (1979) Incidence and outcome of symptomatic urinary tract infection in children. Br Med J 1:1330
8. Dunn M, Ramsden PD, Roberts JBM, Smith JC, Smith PJB (1977) Interstitial cystitis treated by prolonged bladder distension. Br J Urol 49:641
9. Fall M, Carlsson C-A, Erlandson BE (1980) Electrical stimulation in interstitial cystitis. J Urol 123:192
10. Farkas A, Waisman J, Goodwin WE (1977) Interstitial cystitis in adolescent girls. J Urol 118:837
11. Fister GM (1938) Similarity of interstitial cystitis (Hunner's ulcer) to lupus erythematosus. J Urol 40:37
12. Flüchter StH, Bichler K-H, König PA, Harzmann R (1985) Morphologische und endokrinologische Befunde bei der sogenannten Trigonitis. Verh Dtsch Ges Urol 36:347
13. Freiha FS, Stamey TA (1980) Cystolysis: A procedure for the selective denervation of the bladder. J Urol 123:360

14. Gaca A, Kaiser E, Loch E-G, Remmele W (1958) Die Reizblase der Frau: Symptom oder Krankheitsbild sui generis? Verh Dtsch Ges Urol 27:245
15. Gil-Vernet JM (1958) Colocystoplastie. Technique chirurgicale de la sigmoidocystoplasie latero-laterale. J Urol Nephrol 64:301
16. Gittes R (1977) Bladder augmentation procedures. In: Libertino J, Zinman L (eds) Pediatric and adult reconstructive urologic surgery. Saunders, Philadelphia
17. Gordon HL, Rossen RD, Hersh EM, Yium JJ (1973) Immunologic aspects of interstitial cystitis. J Urol 109:228
18. Greenberg E, Barnes R, Stewart S, Furnish T (1974) Transurethral resection of Hunner's ulcer. J Urol 111:764
19. Guerrier HP, Roberts JPM, Slade N (1965) Antiinflammatory agents in the management of interstitial cystitis. Br J Urol 37:88
20. Hamilton WJ (1966) Human embryology. W Heffer, Cambridge
21. Hanash KA, Pool TL (1970) Interstitial and hemorrhagic cystitis: Viral, bacterial and fungal studies. J Urol 104:705
22. Harn SD, Keutel HJ, Weaver RG (1973) Immunologic an histologic evaluation of the urinary bladder wall after group A streptococcal infection. Invest Urol 11:55
23. Haumer M, Harzmann R, Altenähr E, Bichler KH (1977) Die Bedeutung der Plattenepithelmetaplasie bei der weiblichen Trigonitis. 33. Jahresversammlung der Schweizerischen Gesellschaft für Urologie, Lugano, 21/22. 10. 1977
24. Helmstein K (1972) Treatment of bladder carcinoma by a hydrostatic pressure technique. Br J Urol 44:434
25. Henry L (1974) Histological findings in pseudomembranous trigonitis. J Clin Pathol 24:605
26. Hunner CL (1915) A rare type of bladder ulcer in women. Report of cases. Boston Med Surg 172:600
27. Jokinen EJ, Alfthan OS, Oravisto KJ (1972) Antitissue antibodies in interstitial cystitis. Clin Exp Immunol 11:333
28. Larsen S, Thompson SA, Hald T, Barnard RJ, Gilpin CJ, Dixon JS (1982) Mastcells in interstitial cystitis. Br J Urol 54:283
29. Learmonth JR, Braasch WF (1932) Neurosurgery in the treatment of diseases of the urinary bladder. Trans Am Assoc Genitourin Surg 25:313
30. Marberger H, Huber W, Bartsch G, Schulte T, Swoboda P (1974) Orgotein: a new antiinflammatory metalloprotein drug. Evaluation of clinical efficacy and safety in inflammatory conditions of the urinary tract. Int Urol Nephrol 6:61
31. Mason TH, Haines GL, Leversee BW (1960) Selective sacral rhizotomy for Hunner's ulcer. J Neurosurg 17:22
32. Mattila J (1982) Vascular immunopathology in interstitial cystitis. Clin Immunol Immunopathol 23:648
33. McDonald HP, Upchurch WE, Artime M (1958) Bladder dysfunction in children caused by interstitial cystitis. J Urol 80:354
34. Menville JG, Nix JT, Pratt AM (1958) Cecocystoplasty. J Urol 79:78
35. Messing EM, Stamey TA (1978) Interstitial cystitis. Early diagnosis, pathology and treatment. Urology 12:381
36. Milner WA, Garlick WB (1957) Selective sacral neurectomy in interstitial cystits. J Urol 78:600
37. Morita Y (1979) Histological investigation on the so-called urethral syndrome. Int Urol Nephrol 11:95
38. Moulder MK, Meirowsky AM (1956) The management of Hunner's ulcer by differential sacral neurotomy: Preliminary report. J Urol 75:261
39. Murphy JT (1977) Urological problems in aged patients. Aust Fam Physician 6:17
40. Nesbit RM (1947) Anterolateral chordotomy for refractory interstitial cystitis with intractable pain. J Urol 57:741
41. Oravisto KJ, Alfthan OS, Jokinen EJ (1970) Interstitial cystitis: Clinical and immunological findings. Scand J Urol Nephrol 4:37
42. Oravisto KJ (1975) Epidemiology of interstitial cystitis. Ann Chir Gynaecol Fenn 64:75
43. Oravisto KJ, Alfthan OS (1976) Treatment of interstitial cystitis with immunosuppression and chloroquine derivates. Eur Urol 2:82

44. Oravisto KJ (1980) Interstitial cystitis as an autoimmune disease. A review. Eur Urol 6:10
45. Powell TO (1945) Studies on the etiology of Hunner's ulcer. J Urol 53:823
46. Raz S, Smith RB (1976) External sphincter spasticity syndrome in female patients. J Urol 115:443
47. v Rütte B (1970) Die Reizblase der Frau. Enke, Stuttgart
48. Schubert GE, Pavkovic M, Kirchhoff L (1981) Metaplastische und proliferative Prozesse der Blasenschleimhaut im höheren Lebensalter. Urologe [Ausg A] 20:196
49. Shirley SW, Stewart BH, Mirelman S (1978) Dimethyl sulfoxide in treatment of inflammatory genitourinary disorders. Urology 11:215
50. Simmons JL (1961) Interstitial cystitis: An explantation for the beneficial effect of an antihistamine. J Urol 85:149
51. Skoluda D, Wegner K, Lemmel E-M (1974) Kritische Bemerkungen zur Immunpathogenese der interstitiellen Zystitis. Urologe [Ausg A] 13:15
52. Streitz SM (1963) Squamous epithelium in the female trigone. J Urol 90:62
53. Tasker JH (1953) Ileo-cystoplasty: A new technique. Br J Urol 25:349
54. Turner-Warwick R, Handley-Ashken M (1967) The functional results of partial, subtotal and total cystoplasty with special reference to ureterocystoplasty, selective sphincterotomy and cystocystoplasty. Br J Urol 39:3
55. Wagenknecht LV (1976) Lokale Instillation bei Cystitiden. Urologe [Ausg B] 16:64
56. Walsh A (1978) Interstitial cystitis. In: Harrison JH, Gittes RF, Perlmutter AD, Stamey TA, Walsh PC (eds) Campbell's urology, 4th ed. Saunders, Philadelphia, p 693
57. Weaver RG, Dougherty TF, Natili CA (1963) Recent concepts of interstitial cystitis. J Urol 89:377
58. Weisman MH, McDonald EC, Wilson CB (1981) Studies of the pathogenesis of interstitial cystitis, obstructive uropathy and intestinal malabsorption in a patient with systemic lupus erythematosus. Am J Med 70:875
59. Widran J, Sanchez R, Gruhn J (1974) Squamous metaplasia of the bladder: A study of 450 patients. J Urol 112:479
60. Wiener DP, Koss LG, Sablay B, Freed SZ (1979) The prevalence and significance of Brunn's nests, cystitis cystica and squamous metaplasia in normal bladders. J Urol 122:317
61. Worth PHL, Turner-Warwick P (1973) The treatment of interstitial cystitis by cystolysis with observations on cystoplasty. Br J Urol 45:65
62. Yeates WK (1956) A technique of ileocystoplasty. Br J Urol 28:410
63. Zufall R (1978) Ineffectiveness of treatment of urethral syndrome in women. Urology 12:337

Die Detrusor-Sphinkter-Dyssynergie und der nicht-relaxierende Sphinkter externus urethrae

W. Thon und J. E. Altwein [1]

Die Diagnose Detrusor-Sphinkter-Dyssynergie ist ausschließlich definierten neurologischen Läsionen zwischen sakralem Miktionszentrum und vorderer Brückenregion vorbehalten. Sie stellt eine funktionell infravesikale Obstruktion durch Inkoordination des Detrusor vesicae und des Sphinkter externus urethrae während Miktion dar. Andersen et al. [6] beschreiben die DSD als zunehmende klonische Sphinkterkontraktion bei Blasendehnung. Sie verlangen den Nachweis des intakten Reflexbogens durch Bestimmung der Latenzzeit des spinalen Reflexes bei gleichzeitigem Unvermögen der Unterdrückung der Sphinkteraktivität. Yalla et al. [89] legen Wert auf die spontane oder provozierte Detrusorhyperreflexie in Verbindung mit der Detrusor-Sphinkter-Dyssynergie. Perkash [63] hält die Diagnose DSD erst für gerechtfertigt, wenn 3 oder mehr rhythmische Detrusorkontraktionen in Verbindung mit elektromyographisch nachgewiesener Aktivität vorliegen. Die häufigsten neurogenen Ursachen sind der traumatische Querschnitt, die Myelodysplasie und die multiple Sklerose (Tabelle 1). Die Inzidenz beträgt 2–23% (Tabelle 2) [6, 7, 12, 55, 63, 70, 89].

Das gleiche urodynamische Muster der funktionell infravesikalen Obstruktion aufgrund einer Inkoordination des Detrusor vesicae und Sphinkter externus urethrae während Miktion kann auch bei neurologisch asymptomatischen Patienten, besonders bei Kindern und Frauen, die wegen der Symptomatik einer mechanischen Obstruktion untersucht werden, nachgewiesen werden [1, 2, 7, 31, 34, 40, 43, 52, 75]. In diesen Fällen sollte besser der Ausdruck nicht-relaxierender Sphinkter externus urethrae gewählt werden als DSD, da neurologische Störun-

Tabelle 1. Neurogene Ursachen der Detrusor-Sphinkter-Dyssynergie

---

Traumatischer Rückenmarksquerschnitt
Multiple Sklerose
Meningomyelocele
(Spina bifida congenita und occulta)
Rückemarkstumoren
Cordotomie
Syringomyelie
Arachnitis
Arteriovenöse Malformationen
Rückenmarksentzündung
Perniziöse Anämie
Diabetes mellitus

---

1 Bundeswehrkrankenhaus, Urologische Abteilung, Oberer Eselsbergweg 40, D-7900 Ulm

Der Harnwegsinfekt
Hrsg. v. K.-H. Bichler und J. E. Altwein
© Springer-Verlag Berlin Heidelberg 1985

Tabelle 2. Detrusor-Sphinkter-Dyssynergie: Inzidenz 2–23%

Gesamt	DSD	Davon mit		Alter	Quelle
(N)	(N)	Hyper-	Areflexie	(Jahre)	
–	35	23	12	8–71	Andersen et al. (1976)
764	177	–	–	–	Ross et al. (1976)
22	11	5	5	<16	Bauer et al. (1977)
–	53	27	26	20–57	Perkash (1978)
–	62	36	26	–	McGuire et al. (1978)
30	16	9	7	<16	Mandell et al. (1980)
8	4	–	–	<16	Barrett u. Wein (1981)
550	54	54	0	4–61	Blaivas et al. (1981)
190	4	3	0	5–75	Ulm (1982)

Tabelle 3. Nicht relaxierender Sphinkter externus urethrae: Inzidenz 2–70%

Gesamt	NRS	Davon mit		Alter	Quelle
(N)	(N)	Hyper-	Areflexie	(Jahre)	
–	21	–	–	2½–12	Hinman u. Baumann (1973)
–	14	–	–	8–11	Allen (1977)
–	17	–	–	2–17	Allen u. Bright (1978)
37	26	–	2	1–14	Smey et al. (1978)
37	12	–	–	4–18	Maizels et al. (1979)
30	21	–	–	< 14	Jonas u. Heidler (1979)
–	6	–	–	24–39, ♀	Kaplan et al. (1980)
83	56	33	0	2½–16	Hanna et al. (1981)
12	4	–	–	< 16	Barrett u. Wein (1981)
190	4	2	0	5–75	Ulm (1982)

gen nicht nachweisbar sind. Die ungestörte Blasenentleerung zeichnet sich durch Relaxation des Beckenbodens kurze Zeit vor der Detrusorkontraktion aus; bei psychisch gehemmten Personen auch erst kurz nach Beginn der Detrusorkontraktion. Eine zentrale Koordinationsstörung, eine vesikourethrale Inkoordination oder beides können für den nicht adäquat relaxierenden externen Sphinkter verantwortlich sein [46]. Die Inzidenz beträgt je nach Klientel der verschiedenen urologischen Zentren 2%–70% (Tabelle 3) [1, 4, 7, 31, 34, 40, 43, 52, 75, 86].

Untersuchung

In unserer Abteilung hat sich folgendes stufenweises Abklärungsprogramm bewährt (Abb. 1): Nach einer ausführlichen Sozial-, Sexual- und Familienanamnese, einer physikalischen Untersuchung und Ausschluß eines signifikanten Harnwegsinfektes führen wir als Screening-Untersuchung die kombinierte Uroflow-

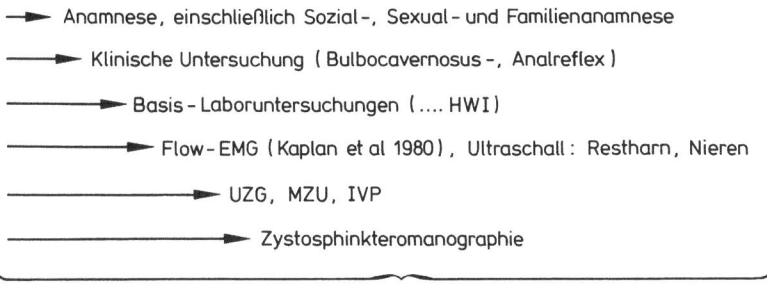

Diagnose

Abb. 1. Stufenweises Abklärungsprogramm bei Blasenfunktionsstörungen

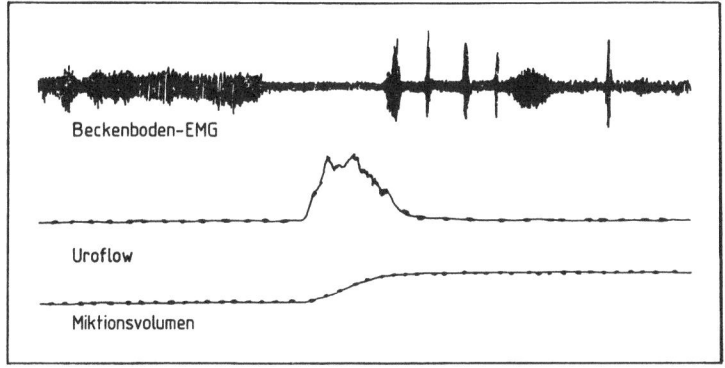

Abb. 2. Uroflow-Beckenboden-EMG: Normalbefund

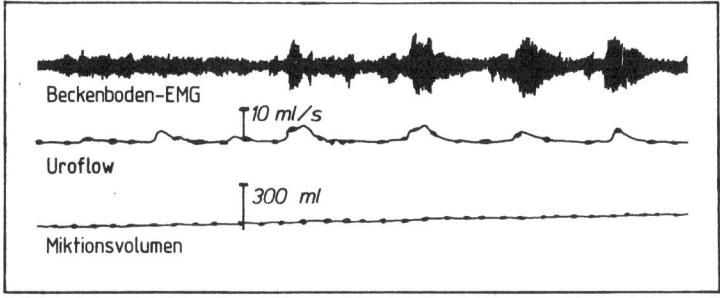

Abb. 3. Uroflow-Beckenboden-EMG: Nicht relaxierender Sphinkter externus urethrae

Beckenboden-EMG-Untersuchung mit sonographischer Restharnbestimmung und Sonographie beider Nieren durch [43]. Ein normales Flow-EMG (Abb. 2) liegt bei einem konstanten glockenförmigen Flowkurventyp mit einem Maximal-flow von mehr als 10 ml/s bei einem miktionierten Volumen von mindestens 100 ml sowie der im EMG sichtbaren Relaxation des Sphinkter externus während Miktion vor [86]. Dagegen zeigt sich bei dem nicht-relaxierenden Sphinkter exter-nus urethrae (Abb. 3) ein stakkatoartiger Flow, verursacht durch inadäquate

Kontraktionen des Sphinkter externus während Miktion. Das EMG wird semi-
quantitativ mit einer konzentrischen bipolaren Nadel, die beim Mann von peri-
anal, bei der Frau von paraurethral, nahe dem Sphinkter externus appliziert, registriert [36, 73]. Die willentlich perineale Kontraktion und der Bulbocavernosusreflex werden als Hinweis für segmentale und suprasakrale Integrität mit der
EMG-Aufzeichnung überprüft. Der Bulbocavernosusreflex ist bei 80% gesunder
Menschen nachweisbar [15]. Der Beckenbodenhustenreflex wird über die Affe-
renzen der Bauchwandmuskelrezeptoren, die in das Rückenmark in Höhe Th 6
– TH 12 eintreten, geleitet. Beim Husten kommt es zu einer kurzzeitigen kompen-
satorischen Aktivitätssteigerung der quergestreiften Sphinktermuskulatur [15,
41].

Bei Benutzung von Hautklebeelektroden kann durch Aufzeichnung entfernter
Muskelpotentiale eine Sphinkter externus-Kontraktion besonders bei multipler
Sklerose und Meningomyelozele, aber auch bei normalen Individuen vorge-
täuscht werden [83]. Nur die Begutachtung der individuellen Motoreinheit im Zusammenhang mit den urethralen Reflexen erlaubt es, eine neurologische Störung
der Sakralsegmente S 2 – S 4 mit Sicherheit auszuschließen. Detaillierte Untersuchungen erfordern deshalb das Einsetzen von Nadelelektroden mit wenn möglich
oszillographischer und audiometrischer EMG-Registrierung [11, 20]. Bei unkla-
rem Befund kann Diazepam in einer Dosierung von 3–10 mg intravenös injiziert
werden und das Flow-EMG wiederholt werden [46]. Vor der vollständigen urodynamischen Abklärung führen wir ein retrogrades Urethrogramm, ein Miktionszysturethrogramm, ein Ausscheidungsurogramm und eine Bestimmung der
Basis-Laborwerte durch.

Bei der Zystosphinkteromanographie (Abb. 4) wird der intravesikale Druck,
der Abdominaldruck, der dem Rektaldruck entspricht, der Uroflow mit dem
Miktionsvolumen und das Beckenboden-EMG registriert. Detrusoreigendruck,

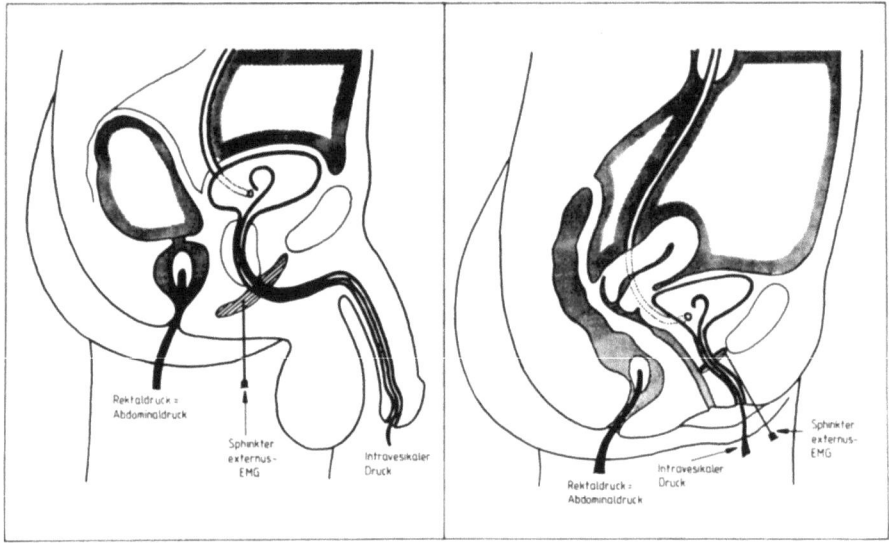

Abb. 4. Zystosphinkteromanographie

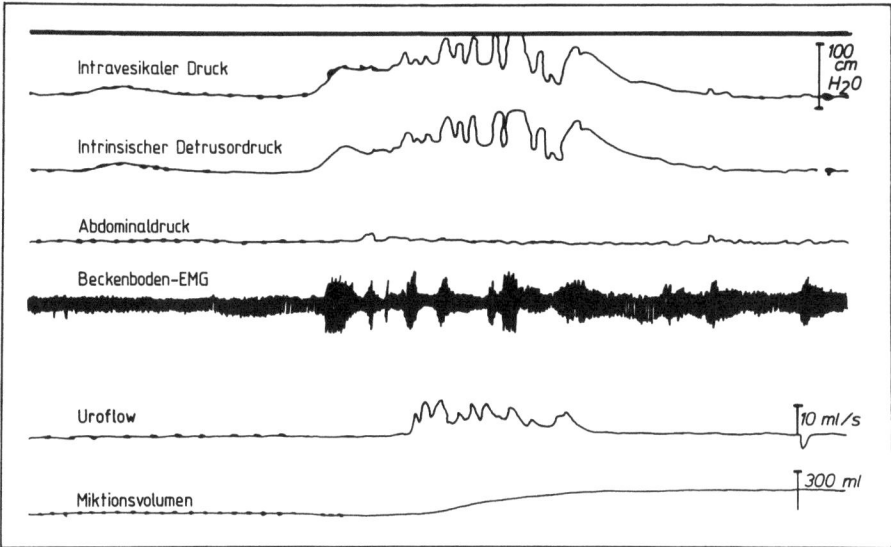

Abb. 5. Zystosphinkteromanographie: Detrusor-Sphinkter Dyssynergie

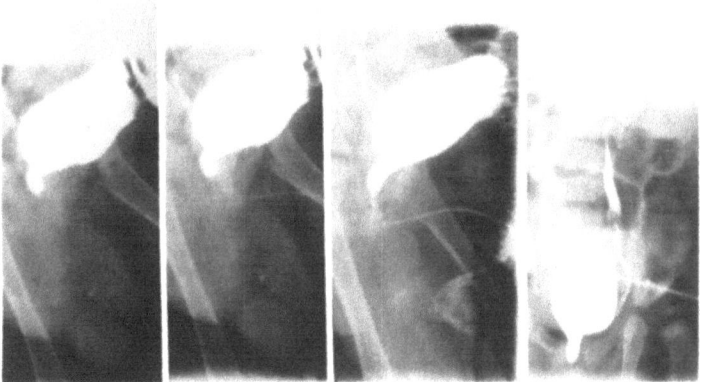

Abb. 6. Miktionszystourethrographie bei Detrusor-Sphinkter Dyssynergie

als Differenz von Abdominaldruck und intravesikalem Druck errechnet, und Sphinkter externus-EMG erlauben eine exakte Beurteilung der Koordination bei Miktion (Abb. 5). Im Miktionszysturethrogramm (Abb. 6) kann sich eine infravesikale Enge in Beckenbodenhöhe mit zwiebel- oder sektglasförmiger Erweiterung der proximalen Harnröhre und in ausgeprägten Fällen sekundärer Engstellung des Blasenhalses als Ausdruck der Arbeitshypertrophie des Detrusors darstellen. Durch Registrierung des statischen Urethradruckes in Höhe der Zone des externen Sphinkters ist es möglich, die funktionelle Obstruktion zu quantifizieren [18, 87, 90]. Unter normalen Verhältnissen reicht ein Detrusordruck von 40 cm H_2O bei einem Harnröhrenkaliber von 10 Charr. aus, um eine Flowrate von 20 ml/s zu erzielen [83].

Tabelle 4. Rezidivierende Harnwegsinfekte bei nicht relaxierendem Sphinkter externus urethrae

DSD	Rez. HWI		Autor
n	n	%	
21	19	90	Allen (1977)
17	17	100	Allen u. Bright (1978)
24	15	63	Smey et al. (1978)
23	12	57	Jörgensen et al. (1982)
85	63	74%	

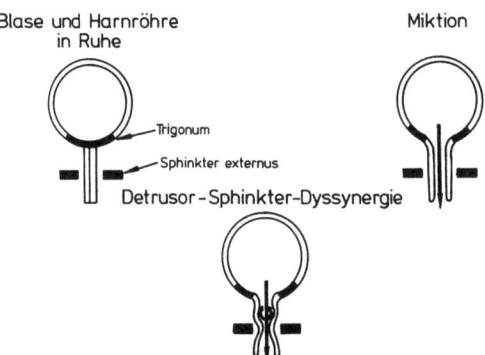

Abb. 7. Urethrovesikaler Reflux. Nach Corriere et al. 1972 [19]

Bei einer infravesikalen Obstruktion mit maximalen Harnröhrendrucken über 40 cm H_2O während Miktion finden sich in 70% Harnstauungsnieren und in 50% vesikoureterale Refluxe [2, 20, 22, 39, 56]. Ungefähr 50% der Kinder mit Meningomyelozele mit nachgewiesener DSD haben bereits im Alter von 6 Monaten radiologisch verifizierbare Schädigungen des oberen Harntraktes [9]. Mundy et al. [59] konnten bei 57 Kindern mit DSD in 44% eine auf unter 80 ml/min/ 1,73 qm KOF verminderte glomeruläre Filtrationsrate nachweisen. Rezidivierende Harnwegsinfekte treten bei nicht-relaxierendem Sphinkter externus in 57%– 100% auf (Tabelle 4) [1, 4, 39, 75]. Der bakterielle urethrovesikale Reflux in der hinteren Harnröhre kommt bereits bei einer auch nur minimalen intermittierenden Engstellung im Sphinkter externus-Bereich durch die schon bei normalen Flowverhältnissen vorliegende turbulente Strömung zustande (Abb. 7) [19]. Eine zusätzliche Rolle spielt die durch die sonographische Retharnbestimmung nachzuweisende inkomplette Blasenentleerung. Der von Cox u. Hinman [35] als wirkungsvollster Abwehrmechanismus bezeichnete wash-out-Effekt ist nicht mehr gewährleistet. Die herabgesetzte Durchblutung der Harnblase aufgrund der hohen intravesikalen Drucke soll für eine verminderte antibakterielle Abwehr verantwortlich sein [48, 49].

Ätiologie. Die vesikourethrale Innervation für das Zusammenspiel von Detrusor und externem Sphinkter geht vom spinalen Miktionszentrum im Sakralmark

Tabelle 5. Nicht relaxierender Sphinkter externus urethrae-Synonyme

Subclinical neurogenic bladder	Dorfman et al. (1969)
The occult neurogenic bladder	Martin et al. (1971)
Isolated neurogenic dysfunction of the bladder	Kamhi et al. (1971)
Voiding dysfunction	Hinman u. Baumann (1973)
Occulte neuropathische Blase	Williams et al. (1974)
The non-neurogenic bladder	Allen (1977)
Abnormal micturition pattern	Allen u. Bright (1978)
Inappropriate voiding learned disturbance	Maizels et al. (1979)
Die isolierte neuromuskuläre (mitigierte) Blase	Jonas u. Heidler (1979)
Female urethral syndrome	Kaplan et al. (1980)
The pseudoneurogenic bladder	Hanna et al. (1981)

S 2–S 4 aus, das durch den Tractus spino-thalamicus und retikulospinale Bahnen unter übergeordneter zerebraler Kontrolle steht [8, 29]. Der nicht-relaxierende Sphinkter urethrae externus im Kindesalter wird auf eine zentrale Reifungsstörung, eine Entwicklungsverzögerung, einen Trainingsrückstand oder eine emotionale Imbalance zurückgeführt [57, 71]. In der Literatur finden sich für diese Störungen die verschiedensten Synonyme (Tabelle 5) [1, 4, 21, 31, 34, 40, 42, 43, 52, 54, 88].

Beim Neugeborenen wird die Miktion über einen spinalen Reflex ausgelöst. Bei der Detrusorkontraktion kommt es zur Reflexrelaxation. Mit Vergrößerung der Blasenkapazität nimmt auch der Tonus des externen Sphinkters zu [28, 57, 91]. Im Alter von 2–3 Jahren lernt das Kind die Miktion, die durch unwillkürliche, inzwischen bewußt gewordene Detrusorkontraktionen hervorgerufen wird, durch kurzzeitige Beckenbodenkontraktionen aufzuhalten. Die Miktionsfrequenz nimmt ab. Mit der Reifung des zentralen Nervensystems kommt es schließlich zur Inhibition der unwillkürlichen Wellen. Als letzter und schwierigster Schritt wird die Koordination von Detrusor und Sphinkter gebahnt. Mit 4–5 Jahren sollte sich die kontrollierte und kontinente Erwachsenenblase entwickelt haben. Während im Alter von 4½ Jahren noch 12,2% der Kinder keine komplette

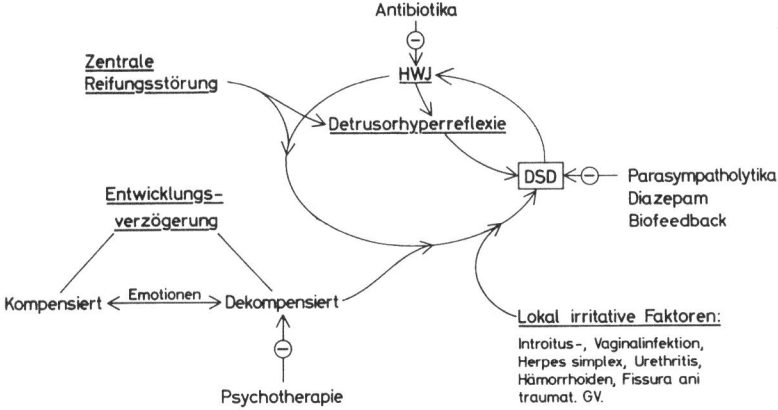

Abb. 8. Ursachen eines nicht relaxierenden Sphinkter externus urethrae

Kontrolle über den Miktionsreflex erlangt haben, sind es mit 7¾ Jahren noch 7,3% und mit 15 Jahren nur noch 0,1% [14].

Eine zentrale Reifungsstörung ist sehr selten nachzuweisen. Die neuromuskuläre Reifung des zentralen Nervensystems ist im Alter von 2–3 Jahren abgeschlossen. Schuldgefühle und Streßfaktoren beeinflussen durch Alteration des autonomen Nervensystems die vesikourethrale Einheit und können die Blasenfunktionsstörung verstärken [27]. Bei Erwachsenen kann der nicht adäquat relaxierende Sphinkter externus urethrae auch als Ausdruck einer psychosomatischen Erkrankung vorliegen [76, 77, 82]. Rees et al. [68, 69] wiesen bei 48 Frauen als auslösendes Moment in 30% Ängstlichkeit und Depressionen nach. Eine oft gleichzeitig vorhandene Dyspareunie wurde als ursächlich für den erhöhten perinealen Muskeltonus angesehen. Jede lokal irritative Läsion in der Nähe der distalen Harnröhre kann aufgrund der gemeinsamen sensorischen Versorgung über den Nervus pudendus einen Spasmus des externen Sphinkters hervorrufen. Dabei sind besonders die Urethritis, die Vaginitis, der traumatisierende Geschlechtsverkehr und die perineale Entzündung hervorzuheben [45]. Bei Männern findet sich in 14% der Fälle eine chronisch rezidivierende Prostatitis [54, 74] (Abb. 8).

Therapie. Therapeutisches Ziel ist eine normale Blasenentleerung mit Verhütung von Harnstauung, Reflux, Infektion und Steinbildung. Der Restharnquotient sollte unter 20% betragen. Die Therapie wird sich nach Geschlecht, Grad der Inkontinenz und Ausmaß der oberen Harntraktsschädigung richten (Tabelle 6) [2, 33, 50–52, 72, 81]. Sozial akzeptierbare Kontinenz kann in 60% der Patienten mit DSD durch 3- bis 6stündlichen intermittierenden Einmalkatheterismus erreicht werden [16]. Bei nicht-relaxierendem Sphinkter urethrae externus ohne Hinweis für eine obere Harntraktsschädigung oder stark erhöhte Detrusor-Eigendrucke ist eine medikamentöse Relaxation des quergestreiften Sphinkters mit Diazepam in einer Dosierung von 0,1 mg/kg Körpergewicht indiziert [66]. Die adjunktive Otis-Urethrotomie bei Mädchen bis Charr. 12 + Lebensalter wird zur Schwächung des externen Sphinkters durchgeführt. Die Harnröhrendilatation ist bei Vorliegen rezidivierender Harnwegsinfekte und nachgewiesenem erhöhtem externen Sphinktertonus einer rein antibiotischen Therapie überlegen [33].

Die kutane Vesikostomie dient bei Kindern mit schwerer oberer Harntraktschädigung und/oder massivem vesikorenalem Reflux als temporäre Urinableitung, bis eine endgültige Sanierung des Harntraktes möglich ist [3]. Die am häu-

Tabelle 6. Therapie der Detrusor-Sphinkter-Dyssynergie und des nicht relaxierenden Sphinkter externus urethrae

Methode	Autor
Intermittierender Einmalkatheterismus	Lapides et al. (1972)
Urethrotomia interna	Hendry et al. (1973)
Externe Sphinkterotomie	Madersbacher u. Scott (1976)
Diazepam, Baclofen	Stockamp (1977)
Biofeedback	Maizels et al. (1979)
Kutane Vesikostomie	Allen (1980)
Neurostimulation des externen Sphinkter	Schmidt u. Tanagho (1981)

figsten auftretende Komplikation bei der Methode nach Blocksom [13] ist der Harnblasenprolaps. Die Neurostimulation des externen Sphinkters mittels Vaginal- oder Analelektroden (35–40 Hz) soll zu einer Ermüdung des Muskels führen [72]. Dabei besteht die Gefahr einer Hypertrophie der Muskulatur, die auf Dauer einen gegenteiligen Effekt haben kann.

Biofeedback sollte nur bei dem nicht-relaxierenden Sphinkter urethrae externus angewandt werden. Anhand elektronischer Instrumente werden den Patienten die unwillkürlich pathophysiologischen Abläufe zu Bewußtsein gebracht und dadurch eine willkürliche Einflußnahme mit konditionierendem Effekt ermöglicht [1, 52, 60].

Die externe Sphinkterotomie ist primär indiziert bei zystometrisch stark erhöhten Blasendrucken, Ektasie der oberen Harnwege und vesikorenalem Reflux. Dabei hat sich die 12 Uhr-Inzision nach Madersbacher u. Scott [51] durchgesetzt. Sie weist weit weniger Komplikationen als die posterolateralen Inzisionen nach Ross [70] auf. Die Urethrastriktur wird als Spätkomplikation beschrieben. Bei klarer Indikationsstellung liegt die Erfolgsquote bei 70%–80%. Sollte gleichzeitig eine Blasenhalsenge als Ausdruck einer sekundären Arbeitshypertrophie vorhanden sein, wie sie Perkash [63] bei der Mehrzahl seiner Patienten mit DSD fand, kann in gleicher Sitzung eine Blasenhalsschlitzung nach Turner-Warwick erfolgen. Dabei ist zu bedenken, daß die Resektion beider Sphinkterelemente zur Harninkontinenz führt, die sich nur beim Mann einigermaßen zufriedenstellend durch ein Urinal versorgen läßt. Die Pudendusneurektomie wird heute abgelehnt, da sie bei Männern stets zu irreversiblem Verlust der Erektionsfähigkeit führt. Neben der Therapie der infravesikalen Obstruktion sollte bei nachgewiesener Detrusorhyperreflexie oder unwillkürlichen Detrusorkontraktionen eine entsprechende Behandlung erfolgen.

Ätiologie und Therapie der ideopathischen und sekundären unwillkürlichen Detrusorkontraktionen

Die Diagnose einer unwillkürlichen Detrusorkontraktion wird durch die zystomanometrische Untersuchung gesichert. Die klinische Symptomatik besteht in einer Pollakisurie, einem imperativen Harndrang sowie einer Urge-Inkontinenz und einer Enuresis nocturna und/oder diurna und rezidivierenden Harnwegsinfekten. Von den ideopathischen Formen sind die sekundären Detrusorkontraktionen, die postobstruktiv bei morphologischen oder funktionellen infravesikalen Obstruktionen, Entzündungen, Tumoren, kortikalen Regulationsstörungen und/ oder neurogenen Läsionen zwischen sakralem Miktionszentrum S 2 – S 4 und Formatia reticularis auftreten können, zu unterscheiden.

Besonders häufig läßt sich die instabile Blase bei Kindern nachweisen, die wegen einer Enuresis nocturna und/oder diurna urodynamisch untersucht werden. Hanna [31] fand in ihrem Krankengut bei 18 Kindern eine Detrusorinstabilität, bei 23 einen nichtrelaxierenden Sphinkter urethrae externus und bei 33 Kindern beides kombiniert vor. Dies wird auf eine zentrale Reifungsstörung, eine Entwicklungsverzögerung, einen Trainingsrückstand oder eine emotionale Imbalance zurückgeführt. Im Alter von 2–3 Jahren lernt das Kind normalerweise die Miktion, die durch unwillkürlich inzwischen bewußt gewordene Detrusorkontraktionen hervorgerufen wird, durch kurzzeitige Beckenbodenkontraktionen aufzuhalten. Mit 4–5 Jahren sollte die Reifung des zentralen Nervensystems soweit abgeschlossen sein, daß es zur Inhibition der unwillkürlichen Wellen kommt. Werden in späterem Alter hauptsächlich bei Frauen ideopathische unwillkürliche Detrusorkontraktionen nachgewiesen, werden sie als psychosomatische Erkrankung aufgefaßt [68, 69, 76, 82]. Lapides u. Diokno [48, 49] dokumentierten bei Patientinnen mit rezidivierenden Harnwegsinfekten im Kindesalter in 61%, bei erwachsenen Frauen in 16% unwillkürliche Detrusorkontraktionen. Straub et al. [82] konnten bei 26 neurotischen Patientinnen bei für den Einzelnen emotional belastenden Diskussionen zystometrisch kurzdauernde unwillkürliche Detrusorkontraktionen nachweisen. Sie führten dies auf psychosexuelle Schwierigkeiten und psychologische Probleme zurück.

Therapie. Zur medikamentösen Dämpfung der Hyperreflexie und Erhöhung der Blasenkapazität stehen neben den rein anticholinergen Substanzen wie Vagantin oder Atropin Medikamente mit myotropem Effekt wie Flavoxat und Emeproniumbromid zur Verfügung. Oxybutininchlorid, ein tertiäres Amin, hat einen anticholinergen, papaverinartigen und direkt antispasmolytischen Effekt. Bei Kindern wird es in einer Dosierung von 2×5 mg verabreicht [85]. Die Wirksamkeit des Beta-2-Sympathomimetikums Clenbuterol, das in einer Dosierung von 30–40 μg/die über 4–6 Wochen gegeben wird, wurde von Grüneberger et al. [30] bei 14 Frauen überprüft. Bei 7 stellte sich subjektiv eine Heilung, bei 7 eine Besserung ein. Diese Ergebnisse sollten an größeren Fallzahlen überprüft werden. Sekundäre postobstruktiv unwillkürliche Detrusorkontraktionen können allein durch Beseitigung der Obstruktion innerhalb von 2–3 Monaten in 66% der Fälle geheilt werden [5]. Einen nicht zu unterschätzenden Wert hat die Psychotherapie [61, 68]. In Kombination mit Sedativa und Anticholinergika beträgt die Heilungsquote nach Frewen 82,5% [26]. Jarvis [37, 38] erreichte bei Patienten mit ideopathisch-motorischer Urge-Inkontinenz durch Blasentraining in Form einer halbstündigen Miktionsaufforderung und langsamer Steigerung der Zeitintervalle um jeweils ½ Stunde in 65% subjektiv und urodynamisch nachgewiesen Symptomfreiheit.
Ramsden u. Dunn [67] geben bei der prolongierten Blasenüberdehnung in Epiduralanästhesie, 4mal über jeweils 30 min bis zu einem intravesikalen Druck der dem systolischen Blutdruck entspricht, eine Erfolgsquote von 50%–70% an. Pengelly et al. [62] dagegen konnten in einem Nachbeobachtungszeitraum von 27 Monaten bei keinem einzigen von 46 Patienten zystometrisch einen Erfolg nachweisen. Als Komplikation kann eine Blasenruptur auftreten [47]. Medikamentöse Therapie und Harnblasenüberdehnung haben nur dann gute Erfolgsaussichten, wenn Compliance und Blasenkapazität unter Narkosebedingungen bei physiologischen Druckverhältnissen gemessen, normal sind [65]. Zeigt sich innerhalb 2–3 Wochen nach Therapiebeginn keine signifikante Besserung der Beschwerden, so ist von einer Therapieresistenz auszugehen [37].
Die transurethrale subtrigonale Phenolinjektion nach Ewing [25] wird beidseits in der Mitte zwischen Ostium und Blasenhals in einer Tiefe von 2–3 cm in posterolateraler Richtung unter transvaginaler Kontrolle mit Injektion von je-

weils 10 ml einer 1:15 verdünnten Phenollösung durchgeführt. Zusätzlich empfiehlt es sich zur Denervation des unteren Trigonums transvulval 5 ml unter zystoskopischer Kontrolle zu injizieren. Die Erfolgsquote beträgt bei den Patienten, die auf medikamentöse Therapie und Harnblasenüberdehnung nicht ansprachen, 76%. Als Komplikationen werden Ulcera, chronische Retention und temporärer, vesikoureteraler Reflux beobachtet.

Die bilaterale S 3-Sakralblockade, die ausschließlich bei sekundärer postobstruktiver Hyperreflexie und bisher erfolglosen Maßnahmen indiziert ist, beinhaltet wie jede Form der sakralen Denervation das Risiko der erektilen Impotenz [24, 55]. Exzellente Ergebnisse bei Patienten, die sich bisher therapierefraktär erwiesen, mit Heilungsquoten von 75%–80%, lassen sich durch die Blasentransektion erzielen [58, 80]. Dabei werden die cholinergen Fasern am Blasenfundus dezentralisiert und sympathische Neurone, die intramural von der Basis zum Fundus ziehen, durchtrennt. Von der Größe des Eingriffs vergleichbar ist die Enterozystoplastik, die am Ende der therapeutischen Bemühungen stehen sollte. Bramble [17] gibt eine Erfolgsrate von 87% bei bisherigen Therapieversagern an. Die Mortalität beträgt 8,7%, Urin- und Faekalfisteln treten in ungefähr 25% auf [79].

Die präsynaptische Alpha$_2$-Blockade mit Phentolamin wurde mit großem Erfolg bisher nur in vitro an menschlichen Detrusormuskelstreifen durchgeführt [23]. Ob die von Philp et al. [64] angewandte Blasendenervation durch intravesikale Kühlung auch beim Menschen eingesetzt werden kann, bleibt abzuwarten.

Durch erfolgreiche Behandlung der unwillkürlichen Detrusorkontraktionen können ohne antibiotische Langzeittherapie rezidivierende Harnwegsinfekte in 60% vermieden werden [44]. Bei therapieresistenter Inkontinenz beim weiblichen Geschlecht, zunehmender Ureterdilatation und Infektion infolge Reflux ist eine supravesikale Harnableitung in Erwägung zu ziehen. Chronische Niereninsuffizienz und bereits vorhandene uretere Schädigungen stellen relative Kontraindikationen dar. Für die supravesikale Harnableitung bietet sich die Harnleiterdarmimplantation, bei neurologischen Blasen- und Darmstörungen der Ileum- und Colon Conduit an.

Literatur

1. Allen TD (1967) The non-neurogenic neurogenic bladder. J Urol 117:232
2. Allen TD (1980) Commentary on dysfunctional abnormalities of the urinary tract. Urol Clin North Am 7(2):357
3. Allen TD (1980) Vesicostomy for the temporary diversion of the urine in small children. J Urol 123:929
4. Allen TD, Bright TC III (1978) Urodynamic pattern in children with dysfunctional voiding problems. J Urol 119:247
5. Andersen JT (1976) Detrusor hyperreflexia in benign infravesical obstruction. A cystometric study. J Urol 115(5):532
6. Andersen JT, Bradley WE (1976) The syndrom of detrusor-sphincter dyssynergia. J Urol 116:493
7. Barret DM, Wein AJ (1981) Flow evaluation and simultaneous external sphincter electromyography in clinical urodynamics. J Urol 125:538

8. Barrington FJF (1941) The component reflexes of micturition in the cat. Part III. Brain 64:239
9. Bauer SB (1982) The predictive value of urodynamic evaluation in the newborn with mye-lodysplasia. Personal communications
10. Bauer SB, Labib KB, Dieppa RA, Retik AB (1977) Urodynamic evaluation of boy with mye-lodysplasia and incontinence. Urology 10:354
11. Blaivas JG, Labib KL, Bauer SB (1977) A new approach to electromyography of the external urethral sphincter. J Urol 117(6):773
12. Blaivas JG, Sinha HP, Zayed AAH, Labib KL (1981) Detrusor external sphincter dyssyn-ergia. J Urol 125:542
13. Blocksom BH Jr (1957) Bladder pouch for prolonged tubeless cystostomy. J Urol 78:398
14. Bloomfield JM, Douglas JW (1956) Bedwetting. Prevalence among children aged 4–7 years. Lancet 1:850
15. Bors E (1966) Simple method of examination in paraplegia: II. The cough response of the external anal sphincter. Paraplegia 3:252
16. Borzyskowski M, Mundy AR, Neville BGR, Park L, Kinder CH, Joyce MRL, Chantler C, Haycock GB (1982) Neuropathic vesicourethral dysfunction in children: A trial comparing clean intermittent catheterisation with manual expression combined with drug treatment. Br J Urol 54:641
17. Bramble FJ (1982) The treatment of adult enuresis and urge incontinence by enterocys-toplasty. Br J Urol 54:693
18. Brown M (1975) In vivo determination of error in the measurement of urethral pressure by method of Brown and Wickham. Br J Urol 47:445
19. Corriere JN Jr, McClure JM, 3d, Lipschultz LJ (1972) Contamination of bladder urine by urethral particles during voiding: Urethrovesical reflux. J Urol 107:399
20. Diokno AC, Kass E, Lapides J (1976) New approach to myelodysplasia. J Urol 116:771
21. Dorfman LE, Bailey J, Smith JP (1969) Subclinical neurogenic bladder in children. J Urol 101:48
22. Dunn M, Smith JC, Ardran GM (1974) Prolonged bladder distension as treatment of ur-gency and urge incontinence of urine. Br J Urol 46:645
23. Eaton AC, Bates CP (1982) An in vitro physiological study of normal and unstable human detrusor muscle. Br J Urol 54:653
24. Essenhigh DM, Ryan DW (1982) An appraisal of S_3 blocks in the management of inconti-nence. Br J Urol 54:697
25. Ewing R, Baltitude MJ, Shuttleworth KE (1982) Subtrigonal phenol injection for urge-in-continence secondary to detrusor instability in females. Br J Urol 52:689
26. Frewen WK (1978) An objective assessment of the unstable bladder of psychomatic origin. Br J Urol 50:246
27. Galdston R, Perlmutter AD (1973) The urinary manifestations on anxiety in the child. Pe-diatrics 52(6):818
28. Goellner MH, Ziegler EE, Fomon SJ (1981) Urination during the first three years of life. Nephron 28:174
29. Groat WC de (1975) Nervous control of the urinary bladder of the cat. Brain Res 87(2–3):201
30. Grüneberger A, Geier G (1981) Therapie der motorischen Reizblase mit dem β_2-Sympatho-mimetikum Clenbuterol. Urologe [Ausg A] 20:153
31. Hanna MK, Scipio WD, Suh KH, Kogan SJ, Levitt SB, Donner K (1981) Urodynamics in children. Part II. The pseudoneurogenic bladder. J Urol 125:534
32. Helmstein K (1972) Treatment of bladder carcinoma by a hydrostatic pressure technique. Br J Urol 44:434
33. Hendry WF, Stanton SL, Williams DJ (1973) Recurrent urinary tract infections in girls. Ef-fects of urethral dilatation. Br J Urol 45:72
34. Hinman F, Baumann FW (1973) Vesical and urethral damage from voiding dysfunction in boys without neurological or obstructive disease. J Urol 109:727
35. Hinman F Jr, Cox CE (1966) The voiding vesical defense mechanism: The mathematical ef-fect of residual urine, voiding interval and volume on bacteriuria. J Urol 96:491
36. Hutch JA, Rambo ON Jr (1967) Anatomy of the urethra. J Urol 97:696

37. Jarvis GJ (1981) A controlled trial of bladder drill and drug therapy in the management of detrusor instability. Br J Urol 53:565
38. Jarvis GJ (1982) Bladder drill for the treatment of enuresis in adults. Br J Urol 54:118
39. Jörgensen TM, Djurhuus JE, Schröder HD (1982) Idiopathic DSD in neurologically normal patients with voiding abnormalities. Eur Urol 8:107
40. Jonas U, Heidler H (1979) Die isolierte neuromuskuläre (mitigierte) Blasenentleerungsstörung beim Kind. Aktual Urol 10:169
41. Jonas U, Hohenfellner R (1978) Which anatomical structures in fact achieve urinary continence? Urol Int 33:199
42. Kamhi B, Horowitz MJ, Kovetz A (1971) Isolated neurogenic dysfunction of the bladder in children with urinary tract infection. J Urol 106:151
43. Kaplan WE, Firlit CF, Schoenberg HW (1980) The female urethral syndrom. J Urol 124:48
44. Koff SA (1982) Bladder-sphincter dysfunction in childhood. Urology 19:457
45. Komaroff AL, Pass TM, McCue JD, Cohen AB, Hendricks TM, Friedland G (1978) Management strategies for urinary and vaginal infections. Arch Intern Med 138(7):1069
46. Krane RJ, Siroky MB (1979) Psychogenic voiding dysfunction. In: Krane and Siroky (eds) In Clinical neuro-urology, p 257
47. Kuss R, Bitker M, Camey M, Chatelain C, Lassan J (1970) Indications and early and late results of intestinocystoplasty: a review of 185 cases. J Urol 103:53
48. Lapides J, Costello RT Jr (1969) Uninhibited neurogenic bladder: A common cause for recurrent urinary infection in normal women. J Urol 101:539
49. Lapides J, Diokno AC (1970) Persistence of the infant bladder as a cause for urinary infection in girls. J Urol 103:243
50. Lapides J, Diokno AC, Silber SJ, Lowe BS (1972) Cean intermittent selfcatheterisation in the treatment of urinary tract disease. J Urol 107:458
51. Madersbacher H, Scott FB (1976) The twelve o'clock sphincterotomy: technique, indications, results. Paraplegia 13:261
52. Maizels M, King LR, Firlit CF (1979) Urodynamic biofeedback: a new approach to treat vesical sphincter dyssynergia. J Urol 122:205
53. Mandell J (1980) Urethral narrowing in region of external sphincter. AJR 134:731
54. Martin DC, Datta NS, Schweitz B (1971) The occult neurological bladder. J Urol 105:733
55. McGuire EJ, Brady S (1978) Detrusor-sphincter dyssynergia. J Urol 121:774
56. McGuire EJ, Woodside JR, Bordon TA, Weiss RM (1981) Prognostic value of urodynamic testing in myelodysplastic patients. J Urol 126:205
57. Muellner SR (1960) Development of urinary control in children. J Am Med Ass 172:1256
58. Mundy AR (1980) Bladder transsection for urge incontinence associated with detrusor instability. Br J Urol 52:480
59. Mundy AR, Borzyskowski M, Saxton HM (1982) Videourodynamic evaluation of neuropathic vesicourethral dysfunction in children. Br J Urol 54:645
60. Pauer W, Madersbacher H (1983) Funktionelle Miktionsstörungen als Ursache der Enuresis: Diagnostik und Therapie. Aktuel Urol 14:90
61. Pengelly AW, Booth CM (1980) A prospective trial of bladder training as treatment of detrusor instability. Br J Urol 52:463
62. Pengelly AW, Stephenson TP, Milroy EJG, Whiteside CG, Turner-Warwick R (1978) Results of prolonged bladder distension as treatment for detrusor instability. Br J Urol 50:243
63. Perkash J (1978) Detrusor sphincter dyssynergia and dyssynergic responses: recognition and rationale for early modified transurethral sphincterotomy in complete spinal cord injury lesions. J Urol 120:469
64. Philp T, Smith JC, Hills W (1982) Cooling: a new approach to bladder denervation. Br J Urol 54:667
65. Powell PH, Yeates WK (1982) The clinical value of bladder capacity measurement at physiological pressure under aneschesia. Br J Urol 54:650
66. Przybyla AC, Wang SC (1967) Studies on the locus of CNS action of diazepam. Pharmacologist 9:188

67. Ramsden PD, Smith JC, Dunn M, Ardran GM (1976) Distension therapy for the unstable bladder: Later results including an assessment of repeat distensions. Br J Urol 48:623
68. Rees DCP, Farhoumand N (1971) Psychiatric aspects of recurrent cystitis in women. Br J Urol 49:651
69. Rees DCP, Whitfield HN, Islam AKMS, Doyle PT, Mayo ME, Wickham JEA (1976) Urodynamic findings in adult females with frequency and dysuria. Br J Urol 47:853
70. Ross JC, Gibbon NOK, Sunder GS (1976) Division of the external urethral sphincter in the neuropathic bladder: a twenty years review. Br J Urol 48:649
71. Roy LP (1976) Enuresis: An approach to the established problem. Med J Aust 2:906
72. Schmidt RA, Tanagho EA (1981) Urethral syndroms or urinary tract infection. Urology 18(4):424
73. Siroky MB (1982) Needle electromyography. Personal communications
74. Smart CJ, Jenkins JD, Lloyd RS (1976) The painful prostata. Br J Urol 47:861
75. Smey P, Firlit CF, King LR (1978) Voiding pattern abnormalities in normal children: Results of pharmacological manipulation. J Urol 120:574
76. Smith DR (1962) Psychosomatic cystitis. J Urol 87(3):359
77. Smith JC (1968) Urethral resistance to micturition. Br J Urol 40:125
78. Smith JC, Dunn M, Ardran GM (1975) Hydrostatic bladder distension: Physiology and clinical application. Eur Urol 1:75
79. Smith RB (1977) Augmentation enterocystoplasty: A critical review. J Urol 118:35
80. Staskin DR, Parsons KF, Levin RM, Wein AJ (1981) Bladder transsection – A function, neurophysiological, neuropharmacological and neuroatomical study. Br J Urol 53:552
81. Stockamp K (1977) Neuropathic bladder. In: Eckstein HB, Hohenfellner R, Williams DJ (eds) Surgical pediatric urology. Thieme, Stuttgart
82. Straub LR, Ripley HS, Wolf S (1949) Disturbances of bladder function associated with emotional states. J Am Med Ass 141:1139
83. Sundin T, Petersen J (1975) Cystometry and simultaneous electromyography from the striated urethral and anal sphincter and from levator ani. Invest Urol 13(1):40
84. Tanagho EA, McCurry R (1971) Pressure and flow rate as related to lumen caliber and entrance configuration. J Urol 105:583
85. Thompson JM, Lauvetz R (1976) Oxybutynin in bladder spasm, neurogenic bladder and enuresis. Urology 13(5):452
86. Thon W, Altwein JE (1982) Editorial Detrusor-Sphinkter Dyssynergie. Aktuel Urol 13:296
87. Whitaker J, Johnston GS (1966) Estimation of urinary outflow resistance in children: Simultaneous measurement of bladder pressure, flow rate and exit pressure. Invest Urol 3:379
88. Williams DJ, Hirst G, Doyle D (1974) The occult neuropathic bladder. Pediat Surg 9:35
89. Yalla SV, Blunt KJ, Fam BA, Constantinople NL, Gittes RF (1977) Detrusorurethral sphincter dyssynergia. J Urol 118:1026
90. Yalla SV, Sharma GVRK, Barsamian EM (1980) Micturitional static urethral pressure profil: A method of recording urethral pressure profil during voiding and the implications. J Urol 124:649
91. Yeates WK (1973) Bladder function in normal micturition. In: Kolvin J, Mac Keith RC, Meadow SR (eds) Bladder control and enuresis. Lippincott, Philadelphia, p 28

Postoperative Harnblasenentleerungsstörung bei der Frau

M. Haumer [1] und H.-K. Bichler [2]

Hysterektomien, insbesondere in Form der radikalen transperitonealen Tumorchirurgie, können zu Läsionen der autonomen Innervation der Harnblase führen. Abhängig vom Traumatisationsgrad finden sich Harnblasenentleerungsstörungen, die von einer Abschwächung der Harnblasensensibilität und Harnblasenmotorik bis hin zu deren völligen Verlust reichen können. Als Spätfolge kann sich eine kontrakte Überlaufblase ausbilden [1, 3, 7, 11]. Darüber hinaus finden sich als Folge der häufig anzutreffenden Restharnbildung Harnwegsinfekte. Neue Erkenntnisse sprechen adrenergen Einflüssen bei denervierten Harnblasen eine erhebliche Bedeutung zu [8, 10]. Mit der Einführung von Phenoxybenzamin, einem oral verabreichbaren Blocker der adrenergen Rezeptoren mit Langzeitwirkung, haben sich für die Therapie dieser Funktionsstörungen neue Ansatzpunkte ergeben. Wir haben die Effektivität dieses Medikamentes in der Behandlung von motorischen Harnblasendysfunktionen nach Hysterektomien kontrolliert.

Patientengut und Methodik

Untersucht wurden 14 Patientinnen mit Harnblasenentleerungsstörungen als Folge einfacher oder erweiterter abdominaler Hysterektomien. Anamnestisch bestanden praeoperativ in allen Fällen keine Miktionsbeschwerden. Die urodynamische Abklärung von 11 Patientinnen, die einer einfachen Hysterektomie unterzogen wurden und bei denen der Eingriff max. ein Jahr zurücklag, ergab eine inkomplette untere viszeromotorisch-viszerosensible Läsion in Form abgeschwächter Harnblasensensibilität mit verlängerter Miktionszeit bei Bauchpressenmiktion und Restharnbildung. Eine Beeinträchtigung des Urethraverschlußdruckes und der quergestreiften Beckenbodenmuskulatur wurde hingegen nicht festgestellt. Auch spätere Kontrollen ergaben keinen neurogenen Detrusorumbau.

Demgegenüber zeigten drei Patientinnen mit erweiterter abdominaler Hysterektomie einen vollständigen und bleibenden Verlust von Detrusormotorik und Sensibilität. Die Somatomotorik war nicht betroffen. Urodynamisch wurde 6–9 Monate nach der Operation eine geringe Dehnbarkeit der Harnblase mit Überlaufinkontinenz gefunden. Der Detrusor war insbesondere im Fundusbereich kontrakt und deutlich neurogen umgebaut. Das Harnröhrendruckprofil war in allen drei Fällen niedrig, ließ sich aber durch Sympatikomimetikagabe stimulie-

---

1 Myliusstraße 6, D-7140 Ludwigsburg
2 Lehrstuhl und Abteilung für Urologie, Eberhard-Karls-Universität Tübingen, Calwer Straße 7, D-7400 Tübingen 1

Der Harnwegsinfekt
Hrsg. v. K.-H. Bichler und J. E. Altwein
© Springer-Verlag Berlin Heidelberg 1985

ren. Rezidivierende Harnwegsinfekte fanden sich bei 8 der 11 Patientinnen der Gruppe I, während bei der Gruppe II alle Patientinnen einen Harnwegsinfekt aufwiesen.

Phenoxybenzamin, das zur Prävention von Kreislaufkollapszuständen ansteigend bis auf die Enddosis von 25–30 mg/die verabreicht wurde, führte bei Patientinnen mit inkompletter und kompletter viszeromotorisch-viszerosensibler unterer Läsion zu unterschiedlichen Ergebnissen: Patientinnen mit partieller Detrusordenervation zeigten als Therapiefolge eine erhebliche Abnahme des oft auffällig hohen Urethraverschlußdruckes mit der Folge einer verbesserten Harnentleerung. Änderung der Harnblasendehnbarkeit wurde nicht festgestellt. Die Rezidivrate der Harnwegsinfekte in dieser Gruppe nahm parallel mit der verbesserten Blasenentleerung deutlich ab.

Der therapeutische Effekt bei Patientinnen mit kompletter Läsion war demgegenüber durch eine Veränderung der Detrusordehnbarkeit mit Normalisierung des Blasenfüllungsvolumens gekennzeichnet (Abb. 1). Zystographisch ließ sich dieser Effekt besonders im Fundusbereich darstellen, entsprechend der Harnblasenkapazitätszunahme nahmen die Kontinenzintervalle um das 2- bis 3 fache zu (Abb. 2). Eine weitere Senkung des ohnehin niedrigen Urethradruckprofils trat in dieser Gruppe nicht ein, statt dessen wurde nach Sympatikomimetikagabe eine Normalisierung des Druckprofiles mit den bekannten pulssynchronen Wellen erzielt (Abb. 3). Harnwegsinfekte waren hier allerdings auch unter Phenoxybenzamingabe zu beobachten. Als Nebenwirkung der Therapie wurden anfänglich häufig Müdigkeit oder orthostatische Beschwerden und Nasenschleimhautschwellung beobachtet, die aber in keinem der Fälle Anlaß zum Absetzen der Medikation gaben. Ein Nachlassen der Medikamentenwirkung trat nicht ein.

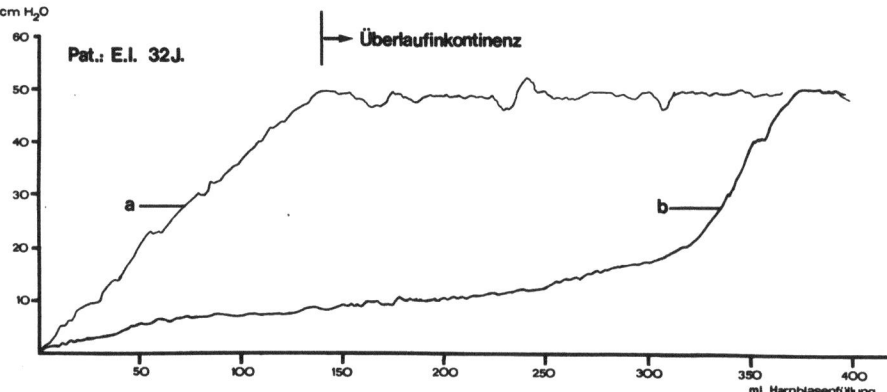

Abb. 1. Zystometriekurve bei vollständig sympathisch-parasympathisch denervierter Harnblase (Pat. E. I.). *a* Zustand vor Blockade alphaadrenerger Rezeptoren. *b* Zustand nach Blockade alphaadrenerger Rezeptoren. (Urethraverschlußdruck ca. 50 cm H₂O)

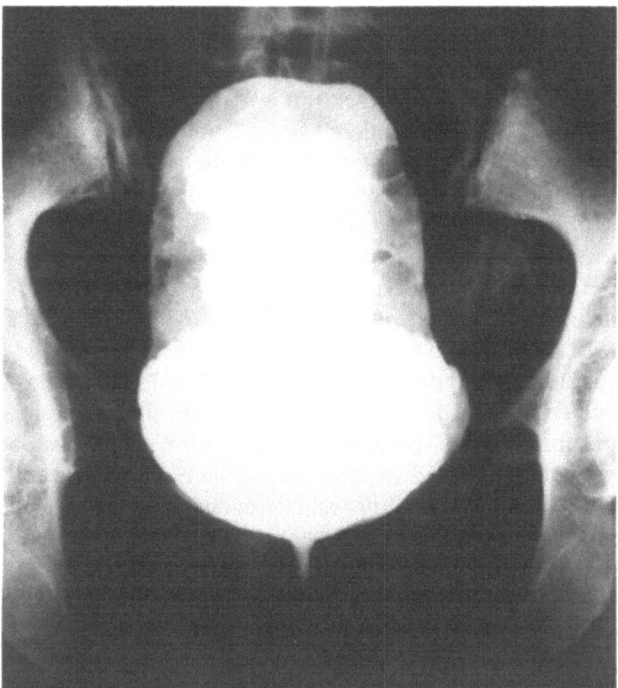

Abb. 2. Zystogramm bei vollständig sympathisch-parasympathisch denervierter Harnblase (Prallfüllung Pat. E. I.). a) Innenkontur vor Phenoxybenzamingabe. b) Außenkontur nach Phenoxybenzamingabe

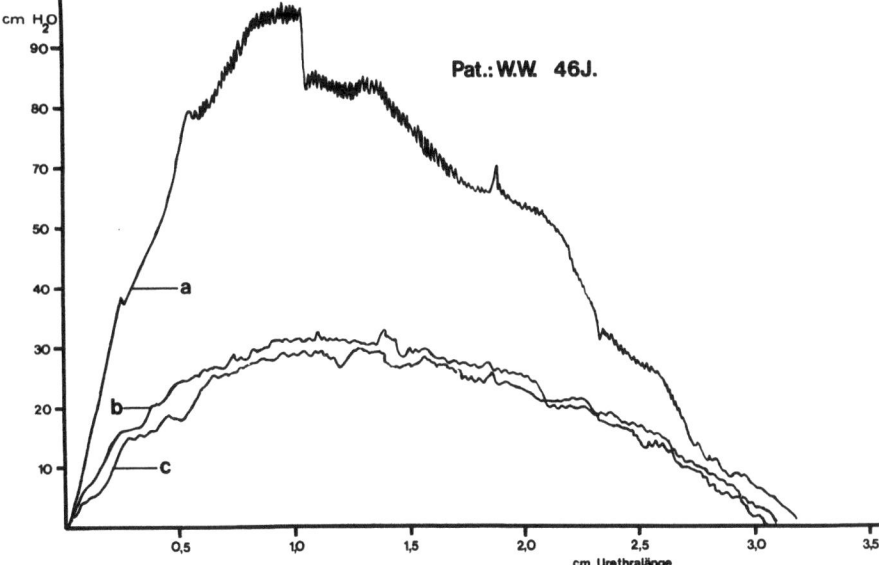

Abb. 3. Harnröhrendruckprofil bei vollständig sympathisch-parasympathisch denervierter Harnblase (Pat. W. W.). *a* Zustand nach Stimulation alphaadrenerger Rezeptoren. *b* Ruhezustand. *c* Zustand nach Blockade alphaadrenerger Rezeptoren

Diskussion

Die Präparation im Blasenbodenbereich mit Resektion größerer Scheidenanteile und des parametranen Gewebes, wie sie besonders bei der Tumorhysterektomie unvermeidlich ist, kann zu einer vollständigen Durchtrennung des Plexus pelvinus, der aus dem parasympathischen N. pelvicus und dem sympathischen N. hypogastricus gebildet wird, führen (Abb. 4). Bei der einfachen abdominalen Hysterektomie haben wir nur partielle Läsionen beobachten können.

Kontrakte denervierte Harnblase mit Überlaufinkontinenz als Folge gynäkologischer Eingriffe sind mehrfach beschrieben worden [1, 3, 6, 7, 11]. Allerdings wurde die Kontraktion meist als irreversibler fibrotischer Folgezustand rezidivierender Harnwegsinfekte verstanden und daher nicht kausal behandelt. Tierexperimentelle Denervationsstudien verschiedener Forschungsgruppen haben jedoch gezeigt, daß als Folge parasympathischer peripherer Denervation schon nach 6 Wochen sympathische Nervenendigungen überschießend in die Harnblasenwand einsprießen. Darüber hinaus wird das Verhältnis relaxierender beta- zu kontrahierenden alphaadrenergen Rezeptoren mit dem Ergebnis einer der Kontraktion nachfolgenden Blasenwandhypertrophie verändert. Bei zusätzlicher sympathischer Denervation bleibt die Vermehrung der von den intramuralen Ganglien abhängigen sympathischen Terminale im Detrusorfundusbereich bestehen, während die zentral abhängigen Terminale im Urethrabereich abnehmen. Dieser neuropathophysiologische Prozeß, dessen genauer Ablauf noch unklar ist, dürfte die Ursache für die Umbildung der Harnblase nach gynäkologischen Tumoroperationen sein [2, 4, 5, 8–10].

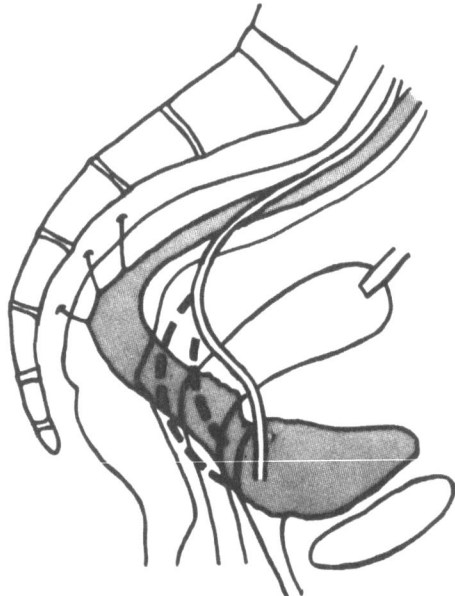

Abb. 4. Schema der autonomen Harnblaseninnervation (*punktiert* dargestellt) bei hochgezogenem Uterus. Die beiden *gestrichelten Linien* deuten die Läsion des plexus pelvinus abhängig von der Radikalität des Eingriffs an

Wie unsere Behandlungsergebnisse der kontrakten Harnblase nach vollständiger Detrusordenervation zeigten, ließ sich durch Blockade der Alpharezeptoren mit Phenoxybenzamin eine Entspannung im Detrusorfundusbereich und Normalisierung der Blasenkontur erreichen. Die Blasenkapazität nahm dabei durch die verbesserte Dehnbarkeit um das 2- bis 3fache zu. Da der Blaseninnendruck unter Therapie erst kurz vor Erreichen der Blasenkapazität steil anstieg, machte sich die geringfügige Senkung des Urethraverschlußdruckes durch die Alpharezeptorenblockade nicht bemerkbar. Nach Angaben der Patientin war die Kontinenzzeit dementsprechend verlängert. Bei den Patientinnen dieser Gruppe ist aufgrund des Verletzungsmodus und des niederen, auch unter Phenoxybenzamin nur geringfügig weiter zu senkenden Urethraverschlußdruckes eine zusätzliche Sympathikuslähmung anzunehmen. Für die fehlende zentrale Stimulation spricht auch, daß sich unter Sympathikostimulation durch Synephrin der Urethraverschlußdruck normalisierte und die typischen pulssynchronen Wellen aufwies. Da nach unseren Beobachtungen bis zur vollständigen Blasenkontraktion ca. 6–9 Monate vergehen, halten wir in der Frühphase des Bildes der vollständigen Denervation regelmäßige Kontrolluntersuchungen zur rechtzeitigen Erfassung des Detrusorumbaus für unbedingt indiziert. Wie der weitere Verlauf bei unseren Patientinnen zeigt, ist zumindest innerhalb des ersten Jahres die Detrusorkontraktion durch den Einsatz von Phenoxybenzamin reversibel, d. h. ein endgültiger fibrotischer Umbau hat bis dahin nicht stattgefunden.

Für die partielle Läsion als Folge der einfachen Hysterektomie bleibt diese Veränderung der alphaadrenergen Rezeptoraktivität offensichtlich ohne Bedeutung. In allen diesen Fällen fanden wir keinen neurogenen Detrusorumbau. Die Imbalance von abgeschwächter Detrusormotorik und normalem Urethraverschlußdruck konnte durch die Senkung des Urethraverschlußdruckes durch Phenoxybenzamin beseitigt werden.

Zusammenfassung

Als urodynamisch wirksame Komplikation nach Hysterektomie fand sich abhängig von der Ausdehnung des Eingriffs inkomplette bis komplette untere viszeromotorisch-viszerosensible Läsionen. Die Phenoxybenzaminmedikation erwies sich als wertvoll, bei den inkompletten Läsionen (n = 11) konnte so die Imbalance zwischen Harnblasenaustreibungskraft und Harnröhrenverschlußdruck über Harnröhrenrelaxation beseitigt werden. Bei den Patientinnen mit vollständiger sympathisch-parasympathischer Harnblasendenervation (n = 3) mit Inkontinenz als Folge einer niedrigkapazitären Überlaufblase konnte nach alphaadrenerger Blockade im Detrusorbereich die Harnblasendehnbarkeit hergestellt werden. Harnableitende Operationen, die bei der weiblichen Schrumpfblase wegen der problematischen Inkontinenzversorgung notwendig werden, konnten so mittels konservativer Therapie vermieden werden.

Literatur

1. Barclay DL, Roman-Lopez JJ (1975) Bladder dysfunction after Schauta hysterectomy. Am J Obstet Gynecol 123:519
2. Hamberger B (1965) Adrenergic synaptic terminals and nerve cells in bladder ganglia of the cat. Int J Neuropharmacol 4:41
3. Held E (1974) Die urologischen Komplikationen nach abdominal erweiterter Hysterektomie. Arch Gynäkol 217:37
4. Koyanagi T (1978) Denervation hypersensitivity of the urethra to alpha-adrenergics in the chronic neurogenic bladder. Urol Res 6:89
5. Krane RJ, Olson CA (1973) Phenoxybenzamin in neurogenic bladder dysfunction. J Urol 110:650
6. Low JA, Mauger GM, Carmichael JA (1981) The effect of Wertheim hysterectomy upon bladder and urethral function. Am J Obstet Gynecol 139:828
7. Manzel J (1982) Funktionelle Störung des unteren Harntraktes nach Radikaloperation des Kollumcarcinom. Geburtsh u Frauenheilkd 41:145
8. Norlen L, Dahlström A, Sundin T, Svedmyr N (1976) The adrenergic innervation and adrenergic receptor activity. Scand J Urol Nephrol 10:177
9. Stockamp K (1976) Alpharezeptoren und Harnblasendysfunktion. Schattauer, Stuttgart New York
10. Sundin T, Dahlström A, Norlen L, Svedmyr (1977) The sympathetic innervation and adrenoreceptor function of the human lower urinary tract in the normal state and after parasympathetic denervation. Invest Urol 14:322
11. Woodside JR, McGaire E (1982) Detrusor hypertoniaty as a late complication of a Wertheim hysterectomy. J Urol 127:1143

Therapie der Harnwegsinfekte bei Kindern

M. Brandis [1]

Harnwegsinfektionen gehören zu den häufigsten bakteriellen Entzündungen und spielen in der täglichen Praxis eine bedeutende Rolle. Bis zu 5% aller Mädchen erleiden bis zum 15. Lebensjahr mindestens einmal einen Harnwegsinfekt, viele von diesen mit häufigen Rückfällen. Jenseits des Säuglingsalters sind vor allem die Mädchen betroffen [2, 3, 5, 9], während bei Neugeborenen häufiger Jungen befallen werden. Um eine individuell adäquate Therapie zu planen, ist Voraussetzung, eine Differenzierung nach Symptomatik und Lokalisation zu machen. Zum einen wird die „symptomatische" Harnwegsinfektion der „asymptomatischen Form" gegenübergestellt, zum anderen wird die sog. asymptomatische, isolierte Bakteriurie gesondert betrachtet [5, 10].

Klinische subjektive Befunde und Laborparameter erlauben es, zwischen Infekten allein der unteren Harnwege und denen, die die oberen Harnwege mit einschließen (Pyelonephritis), zu unterscheiden [1, 3, 5]. In der Tabelle 1 sind wesentliche Kriterien zusammengestellt, die für die Beteiligung der oberen Harnwege sprechen im Sinne einer Pyelonephritis. Es ist das Ziel, den Patienten mit einem Harnwegsinfekt risikogerecht zu behandeln. Besondere Beachtung sollen die Patienten finden, bei denen komplizierende Faktoren der Infektion zugrunde liegen. In der Tabelle 2 sind einige solcher Faktoren aufgelistet.

Als Erreger kommen am häufigsten Escherichia coli, Klebsiella, Enterokokken und Pseudomonas vor (Tabellen 3 u. 4). Die Behandlung erfolgt nach folgendem Prinzip [6]:

Nach der gesicherten Diagnose soll sie beginnen auch ohne Kenntnis der Erreger mit einem Mittel der ersten Wahl (Tabellen 3 u. 4). Hier ist vor allem Trimethroprim/Sulfomethoxazol, das in einer Dosierung von 4–5 mg TMP/kg in 2

Tabelle 1. Subjektive Symptome und Laborbefunde, die für einen oberen Harnwegsinfekt sprechen

Fieber
Flankenschmerzen
Leukozyten mit Linksverschiebung
Beschleunigte Blutsenkung
Erhöhtes C-reaktives Protein
Verminderte Konzentrierungsfähigkeit

1 Zentrum für Kinderheilkunde der Philipps-Universität, Deutschhausstr. 12, D-3550 Marburg

Der Harnwegsinfekt
Hrsg. v. K.-H. Bichler und J. E. Altwein
© Springer-Verlag Berlin Heidelberg 1985

Tabelle 2. Gruppe von Risikopatienten bei der Behandlung von
Harnwegsinfekten

Prophylaxe von Harnwegsinfekten
Risikopatienten:
1. Harnstauung
2. Vesiko-ureteraler Reflux
3. Pyelonephritische Narben
4. Starke subjektive Beschwerden bei Zystourethritis

Tabelle 3. Erreger und Medikamente bei Harnwegsinfekten

Erreger	Medikamente	
	1. Wahl	2. Wahl
E. coli Proteus	Cotrimoxazol (Nitrofurantoin)	Amplicillin Cephalosporine Sulfonamide Nalidixinsäure Tobramycin Trimethoprim
Klebsiella Enterobacter	Cotrimoxazol (Nitrofurantoin)	Cefaclor Nalidixinsäure Mezlocillin Trimethoprim
Enterokokken	Cotrimoxazol (Nitrofurantoin)	Ampicillin Nalidixinsäure Trimethoprim

Tabelle 4. Erreger und Medikamente bei Harnwegsinfekten

Erreger	Medikamente	
	1. Wahl	2. Wahl
Pseudomonas aeroginosa	Azlocillin	Ticarcillin Tobramycin Carindacillin
Sproßpilze	Flucytosin (Amphotericin B, Nystatin)	Miconazol

Dosen gegeben wird (Tabellen 5 u. 6). Ergibt die bakteriologische Resistenzprü-
fung eine andere Alternative, kommen entsprechend der in den Tabelle 3–6 dar-
gestellten Erreger und Resistenzempfindlichkeiten Mittel der ersten oder zweiten
Wahl in Frage. Ein Fallbeispiel soll das Vorgehen erläutern (Abb. 1).

Das ein Jahr und sieben Monate alte Mädchen wurde mit einem Krampfanfall
bei einer Körpertemperatur von über 40 °C stationär eingewiesen. Die Laborwer-

Tabelle 5. Dosierung von Medikamenten

Co-Trimoxazol
    5 mg Trimethoprim + 20 mg Sulfamethazol/kg/Tag
    in 2 Einzeldosen
Trimethoprim
    4–6 mg/kg/Tag in 2 Einzeldosen
Nitrofuratoin
    5 mg/kg/Tag, 3 Einzeldosen
Cefaclor
    50–100 mg/kg/Tag, 3 Einzeldosen
Amoxycillin
    50 mg/kg/Tag, 3–4 Einzeldosen

Tabelle 6. Dosierung von Medikamenten

Azlocillin
    100–200 mg/kg/Tag, i.v., 3 Einzeldosen
Mezlocillin
    80–100 mg/kg/Tag, i.v., 3 Einzeldosen
Carindacillin
    100 mg/kg/Tag, 3–4 Einzeldosen
Ticarcillin
    300 mg/kg/Tag, i.v., 4–6 Einzeldosen
Tobramycin
    2–3 mg/kg/Tag, i.v., 2 Einzeldosen

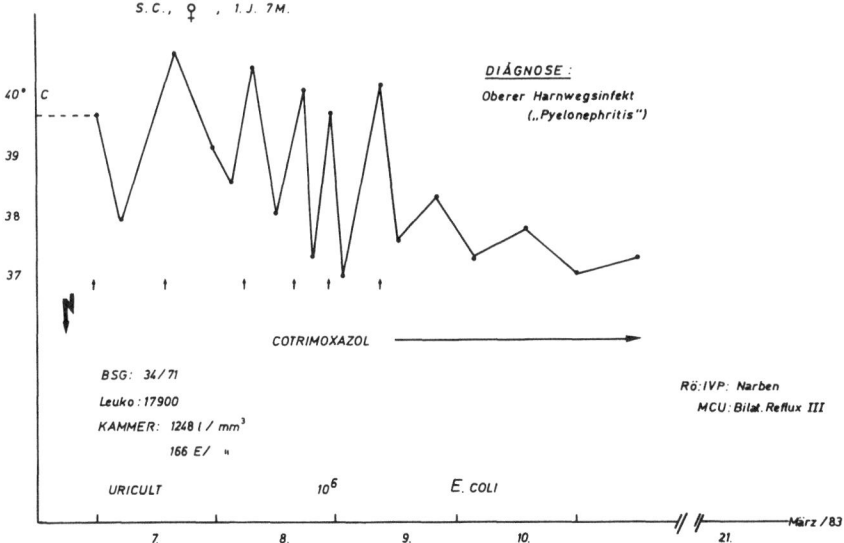

Abb. 1. Darstellung einer Krankengeschichte mit symptomatischem Harnwegsinfekt

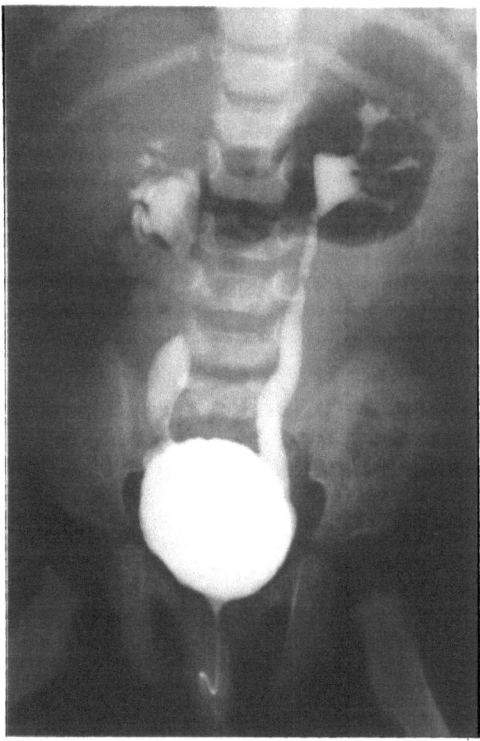

Abb. 2. Miktionszystoureterogramm des Patienten Abb. 1

te ergaben eine beschleunigte Senkung und eine Leukozytose. Im Mittelstrahlurin wurde eine Leukozytenzahl von 1 248 Zellen/mm^3 gefunden. Die Keimzahl betrug 10^6 Escherichia coli. Unter antipyretischer Therapie kam es nur zu kurzfristigem Abfall der Temperatur. Nach Beginn mit Cotrimoxazol trat innerhalb von 24 Stunden die Entfieberung ein. Ein zwei Wochen später durchgeführtes Miktionszystoureterogramm ergab den Befund eines vesikoureteralen Refluxes III. Grades (Abb. 2). Die Diagnose lautete symptomatische Harnwegsinfektion mit Beteiligung der oberen Harnwege („Pyelonephritis bei vesiko-ureteralem Reflux").

Die Behandlungsdauer richtet sich ebenfalls nach der Schwere und der Lokalisation des Infektes. Infekte mit Einschluß der oberen Harnwege sollten 7–10 Tage behandelt werden, während auf die unteren Harnwege beschränkte Infektionen nur 3–5 Tage benötigen [3, 4, 8]. Die Kontrolle der Therapie erfolgt durch Urinuntersuchung 3 Tage nach Beginn und nach Absetzen der Behandlung. Weitere Verlaufsuntersuchungen sind notwendig, zunächst in wöchentlichen und später in vierwöchentlichen Abständen.

Bei schnellem „Rückfall" muß an einen Reinfekt, seltener ein Rezidiv des Harnwegsinfektes gedacht werden. Für diese Patienten, meist handelt es sich um Mädchen im Kleinkindesalter, empfiehlt sich eine sog. Dauerprophylaxe. Dafür eignet sich Furandantin am besten. Die Dosis sollte so niedrig wie möglich getestet werden (bis auf 1–2 mg/kg), wenn möglich nur in einer Dosis pro Tag. Die Compliance, d. h. die Zuverlässigkeit der Einnahme von Medikamenten ist um so geringer, je häufiger Medikamente eingenommen werden.

Das gilt besonders für die „Dauerprophylaxe" von Harnwegsinfekten, da die Kinder selbst häufig keine oder nur geringe Beschwerden haben, der Leidensdruck daher nicht groß ist. Da Furandantin als Substrat häufig unverträglich ist (Appetitlosigkeit, Übelkeit), kann auch TMP/SMZ in niedriger Dosis (1–2 mg TMP/kg als Prophylaxe Verwendung finden [3, 7, 9]).

Die Prophylaxe sollte nach 3–6 Monaten versuchsweise immer wieder unterbrochen werden, um die Reinfektneigung von Zeit zu Zeit zu kontrollieren. Viele Kinder verlieren mit dem Älterwerden die Neigung zu Rückfällen [3, 7].

Bei Patienten mit Fehlbildungen und Harnabflußstörungen ist die Vermeidung von Harnwegsinfekten ein wesentlicher Teil der Langzeitbetreuung.

Bei vesiko-ureteralem Reflux mit häufigen Reinfektionen ist eine Langzeitbehandlung gerechtfertigt. Insbesondere bei Vorliegen von Nierenparenchymnarben ist die Verhinderung von neuen Infektionen das Ziel jeder Therapie (Tabelle 2).

Ob es eine chronische Pyelonephritis als eigenständiges Krankheitsbild gibt, ist nicht geklärt. Wohl können Nierenparenchymnarben und wiederholte Pyelonephritiden das Wachstum der Niere behindern und nach Jahren zur Schrumpfung und Niereninsuffizienz führen.

Die Prognose von Harnwegsinfekten ist also abhängig von der Kontrolle der jeweiligen Nierenfunktion und der Vermeidung von Reinfekten. Sekundäre Folgen bei schon vorhandenen Parenchymdefekten können eine später auftretende Hypertonie sein.

Die Behandlung der *isolierten asymptomatischen Bakteriurie* kann unter gut kontrollierten Bedingungen gesondert verlaufen [5, 10]. Eine antibiotische Therapie kann zunächst unterbleiben, Voraussetzung hierfür sind jedoch häufige Kon-

Tabelle 7. Darstellung einer Krankengeschichte einer Patientin mit isolierter Bakteriurie

A. A.,	* 21. 4. 1980
Anamnese:	Rezidivierende Harnwegsinfekte Wiederholt antibiotische Behandlung
4. 11. 1982:	7500 L/cmm^3 E. coli 10^6 Therapie: Cotrim
10. 11. 1982:	E. coli 10^6
18. 11. 1982:	0 L., 10^6 E. coli, Resist. gegen Cotrim
25. 11. 1982	9 L., keine Therapie
30. 11. 1982:	0 L., Uricult 0
7. 12. 1982:	24 L., Uricult 0
14. 12. 1982:	0 L., Uricult 0
16. 12. 1982:	0 L., Uricult 0
11. 1. 1983:	0 L., Uricult 0
17. 2. 1983:	0 L., 34 Ery., Uricult 0

trollen des Urinbefundes, um das Auftreten von sicheren Infektzeichen nicht zu übersehen. Dieses soll an einem weiteren Beispiel erläutert werden (Tabelle 7).

Das damals 2½ jährige Kind wurde zunächst wegen eines Harnwegsinfektes behandelt mit Cotrimoxazol. Nach Abschluß der Behandlung wurden zweimal wieder signifikant erhöhte Keimzahlen gemessen. Dennoch wurde auf eine Therapie verzichtet. Bei weiteren häufigen Harnkontrollen ergaben sich dann normale Befunde.

Adjuvante Maßnahmen bei Patienten mit häufigen Infektionen sind in ihrer Wirksamkeit nicht bewiesen. Die Erhöhung der Trinkmenge, regelmäßige Stuhlentleerung, Vermeidung von nasser Kälte sind angeraten. Blasentees oder das Ansäuern des Urins sind in ihrer Wirksamkeit nicht eindeutig. Bei Kindern mit wiederholten pathologischen Urinbefunden ohne subjektive Beschwerden und Therapieresistenz gegen die für die Langzeitbehandlung verwendeten Medikamente kann der Versuch mit Mandelamin in einzelnen Fällen unternommen werden.

Fragwürdig in bezug auf die Infektneigung bleiben Maßnahmen der mechanischen Dehnung der weiblichen Harnröhre. Der vielfach behauptete protektive Defekt ist nicht durch kontrollierte Untersuchungen bestätigt.

Literatur

1. Bensmann A (1979) Localization of urinary tract infections in children. Ann Pediat 26:277–282
2. Blumberg A (1981) Diagnosis, significance and treatment of urinary tract infections. Schweiz Med Wochenschr 111:286–292
3. Brandis M (1982) Therapie der Harnwegsinfektionen. Mschr Kinderheilkd 130:406
4. Helin I (1980) Short term treatment of childhood UTI. Pediat Res 14:978
5. Jodal U, Bjure J, Claesson I, Hanson LA, Jacobsson B, Lindberg K, Petersen H, Winberg J (1980) Häufigkeit von Rezidiven und von Nierenparenchymnarben – Vergleich von Mädchen mit symptomatischer Harnwegsinfektion und mit asymptomatischer Bakteriurie. In: Olbing H (Hrsg) Harnwegsinfektionen. Springer, Berlin Heidelberg New York, S 11
6. Olbing H (1980) Praktische Vorschläge für eine risikogerechte antibiotische Therapie und Prophylaxe bei Kindern mit bakterieller Harnwegsinfektion. In: Olbing H (Hrsg) Harnwegsinfektionen. Springer, Berlin Heidelberg New York, S 111
7. Smellie JM, Katz G, Grünberg RN (1978) Controlled trial of prophylactic treatment in childhood urinary tract infection. Lancet 2(8082):175
8. Stamm WE, Remming K, McLevitt M, Locenty GW, Track M, Höfner K (1981) Treatment of the acute urethral syndrome. N Engl J Med 304:956–958
9. Welch ThR, Forbes PA, Drummond KN, Nogrady MB (1976) Recurrent urinary tract infections in girls. Arch Dis Child 51:114
10. Wettergren B, Fasth A, Jacobsson B, Jodal U, Lincoln K (1980) UTI during the first year of life in a Goeteborg area 1977–1979. Pediat Res 14:981

Antibakterielle Chemotherapie von Harnwegsinfektionen bei Erwachsenen

K. NABER[1]

Einleitung

Die antibakterielle Chemotherapie von Harnwegsinfektionen (HWI) ist in den letzten Jahren durch die Entwicklung zahlreicher Antibiotika und Chemotherapeutika bereichert worden. Da die Anzüchtung der Erreger aus dem Urin leicht möglich ist, kann in der Regel eine testkonforme Chemotherapie durchgeführt werden. Bei akuter klinischer Symptomatik, drohender Urosepsis oder vor unaufschiebbaren instrumentellen oder operativen Eingriffen an den Harnwegen muß gelegentlich auch die Chemotherapie ohne vorherige Kenntnis der bakteriologischen Untersuchung eingeleitet werden. Um auch in diesen Fällen die Therapie „kalkuliert" und nicht „blind" gestalten zu können, ist es wichtig, das Erregerspektrum und die Erregerempfindlichkeit bei diesen Patienten zu kennen. Damit kann die Wahrscheinlichkeit einer wirksamen Therapie erhöht werden.

Erregerspektrum

In einer früheren Studie [26] wurde das Erregerspektrum von Oktober 1979 bis Mai 1980 von 242 ambulanten und stationären Patienten einer Urologischen Kli-

Tabelle 1. Erregerspektrum bei urologischen Patienten mit Harnwegsinfektionen im Gesamtkollektiv bei Männern und Frauen

Keimarten	Männlich		Weiblich		Gesamt	
	n	%	n	%	n	%
E. coli	50	33,5	65	69,9	115	47,5
Proteus[a]	28	18,8	12	12,9	40	16,5
Klebsiella[b]	18	12,1	3	3,2	21	8,7
P. aeruginosa	16	10,7	0	0	16	6,6
Enterokokken	22	14,8	5	5,4	27	11,2
Staphylokokken	8	5,4	6	6,5	14	5,8
Sonstige	7	4,7	2	2,1	9	3,7
Gesamt	149	100	93	100	242	100

[a] 32 P. mirabilis, 7 P. vulgaris, 1 P. morganii
[b] 15 K. pneumoniae, 6 K. oxytoca

1 Urologische Klinik, Elisabeth-Krankenhaus Straubing, Akademisches Lehrkrankenhaus der Technischen Universität München, Schulgasse 20, D-8440 Straubing

Der Harnwegsinfekt
Hrsg. v. K.-H. Bichler und J. E. Altwein
© Springer-Verlag Berlin Heidelberg 1985

Tabelle 2. Erregerspektrum bei urologischen Patienten mit Harnwegsinfektionen mit und ohne Anomalien im Bereich der Harnwege

Keimarten	Ohne Anomalie		Mit Anomalie			Gesamt	
	n	%	U	G	S	n	%
E. coli	28	60,9	14	36	37	87	44,3
Proteus	5	10,9	13	13	9	35	17,9
Klebsiella	3	6,5	4	6	8	18	9,2
P. aeruginosa	2	4,3	1	12	1	14	7,1
Enterokokken	1	2,2	1	19	6	26	13,3
Staphylokokken	4	8,7	0	7	3	10	5,1
Sonstige	3	6,5	0	4	2	6	3,1
Gesamt	46	100	33	97	66	196	100

U = Urolithiasis, G = Geschwülste, S = Sonstige

Tabelle 3. Erregerspektrum von komplizierten bzw. Krankenhauserworbenen Harnwegsinfektionen (Monoinfektionen) bei 400 Patienten (Straubing 296, Treuchtlingen 104)

	Erreger	N	%
a	E. coli	138	34,50
b	Proteus mirabilis	50	12,50
c	Klebsiella sp.	27	6,75
d	Pseudomonas sp.	19	4,75
e	Enterobacter sp.	10	2,50
f	Serratia marc.	6	1,50
g	Acinetobacter sp.	6	1,50
h	Citrobacter sp.	4	1,00
i	Providencia sp.	1	0,25
j	Morganella morg.	1	0,25
k	Enterokokken	64	16,00
l	Staph. epidermidis	51	12,75
m	Staph. aureus	17	4,25
n	Streptokokken	5	1,25
o	Candida	1	0,25
	Total	400	100,00

nik mit Harnwegsmonoinfektionen nach klinischen Aspekten aufgeschlüsselt (Tabellen 1 u. 2). Bei ambulanten Patienten fiel im Vergleich zu stationären Patienten auf, daß mehr Infektionen durch Escherichia coli und weniger durch Enterokokken verursacht waren. Ähnliches gilt für den Vergleich von HWI bei Männern und Frauen. Korreliert man das Erregerspektrum mit den Erkrankungsarten (unkomplizierte HWI ohne Anomalien, Urolithiasis, Geschwülste im Bereich der Harnwege, sonstige Anomalien im Bereich der Harnwege), so fanden sich bei den Patienten mit unkomplizierten HWI häufiger Escherichia coli (60,9% gegenüber 44,3%), bei den Patienten mit Anomalien im Bereich der Harnwege dagegen häufiger die übrigen gramnegativen Erreger und die Enterokokken. Bei den Patienten mit Urolithiasis fiel der verhältnismäßig große Anteil an Proteus sp. auf (39,4%). In einer neueren Studie wurde das Erregerspektrum von 400 urologischen Patienten (296 aus Straubing und 104 aus Treuchtlingen) mit Harnwegsmonoinfektionen analysiert, die im Jahre 1983 stationär behandelt wurden (Tabelle 3). Etwa zwei Drittel der Isolate waren gramnegative und ein Drittel grampositive Erreger. Nur einmal fand sich eine Harnwegsmonoinfektion mit Candida sp.

Gegenüber den früheren Befunden zeigt diese Untersuchung bei stationären Patienten einen Rückgang des Anteils von E. coli (von 41,8% auf 34,5%), dagegen eine deutliche Zunahme der Staphylokokken (von 6,5% auf 17,0%). Der Enterokokkenanteil blieb etwa auf gleicher Höhe (14,4% gegenüber 16,0%). Die übrigen gramnegativen Erreger, unter denen vor allem die Problemkeime Klebsiellen und Pseudomonas aeruginosa, sind mit ihren Anteilen eher rückläufig zu beurteilen.

Erregerempfindlichkeit

Da sich das Erregerspektrum bei urologischen Patienten mit unkomplizierten (ohne Anomalie) und komplizierten (mit Anomalie) HWI deutlich unterscheidet, wurde bei den 242 Isolaten geprüft [27], inwieweit sich das Resistenzverhalten des Gesamtkollektivs und spezieller Gruppen gegenüber 14 Chemotherapeutika unterscheidet (Tabellen 4–6). Analysiert man den resistenten Erregeranteil im ge-

Tabelle 4. Anzahl aller getesteten Isolate, Prozentsatz der resistenten Erreger bei der Gesamtpopulation, bei Männern und Frauen sowie bei stationären und bei ambulanten Patienten

Antibiotika	Gesamt		Geschlecht				Behandlung			
			Männer		Frauen		ambulant		stationär	
	n	%	n	%	n	%	n	%	n	%
Ampicillin	229	38	142	46	87	25	86	36	143	39
Mezlocillin	230	11	143	16	87	2	86	12	144	10
Azlocillin	230	10	143	14	87	3	86	11	144	9
Piperacillin	206	10	125	14	81	4	80	9	126	10
Cephalotin	230	41	143	50	87	25	86	35	144	44
Cefuroxim	212	20	130	25	82	11	81	21	131	18
Cefoxitin	233	23	143	31	90	9	86	16	147	26
Cefotiam	230	20	143	26	87	9	86	15	144	22
Cefotaxim	229	12	142	18	87	3	86	9	143	14
Cefoperazon	208	7	127	9	81	3	83	6	125	7
Lamoxactam	229	14	142	19	87	6	86	9	143	17
Gentamicin	229	20	142	28	87	7	86	15	143	23
Trimethoprim	230	20	143	25	87	12	86	17	144	21
Nitrofurantoin	210	33	132	39	78	22	82	33	128	33

Tabelle 5. Zugrunde liegende Erkrankungen, HWI ohne (unkompliziert) und mit (kompliziert) Anomalien und Patienten dieser Gruppe mit Urolithiasis, Geschwülsten oder sonstigen Anomalien

Antibiotika	Ohne Anomalie		Mit Anomalie		Uro-lithiasis		Ge-schwülste		Sonstige Anomalien	
	n	%	n	%	n	%	n	%	n	%
Ampicillin	44	27	185	41	31	36	91	41	63	43
Mezlocillin	44	7	186	12	31	10	92	11	63	14
Azlocillin	44	7	186	11	31	10	92	10	63	13
Piperacillin	38	5	168	11	29	7	78	10	61	13
Cephalotin	44	32	186	43	31	26	92	49	63	43
Cefuroxim	38	13	174	21	28	14	85	26	61	16
Cefoxitin	44	11	189	25	33	9	91	35	65	19
Cefotiam	44	9	186	22	31	3	92	33	63	16
Cefotaxim	44	5	185	14	31	3	91	22	63	8
Cefoperazon	38	5	170	7	28	4	84	10	58	5
Lamoxactam	44	5	185	16	31	3	91	23	63	13
Gentamicin	44	5	185	24	31	10	92	29	62	23
Trimethoprim	44	9	186	22	31	13	92	25	63	22
Nitrofurantoin	43	21	167	36	29	41	83	37	55	31

Tabelle 6. Resistenzquote der Patienten, bei denen innerhalb von 3 Monaten vor der Untersuchung eine Operation oder Instrumentation im Bereich der Harnwege durchgeführt wurde, oder die einen Dauerkatheter trugen

Antibiotika	Urologische Operationen				Urologische Instrumentationen				Dauer-katheter			
	mit		ohne		mit		ohne		mit		ohne	
	n	%	n	%	n	%	n	%	n	%	n	%
Ampicillin	64	42	121	40	101	51	128	28	30	47	199	37
Mezlocillin	65	11	121	12	102	16	128	7	31	7	199	12
Azlocillin	65	9	121	12	102	15	128	6	31	7	199	11
Piperacillin	59	10	109	12	91	14	115	6	29	3	177	11
Cephalotin	65	39	121	46	102	52	128	32	31	42	199	41
Cefuroxim	64	20	110	21	94	28	118	13	30	27	182	18
Cefoxitin	67	25	122	25	101	33	132	14	34	32	199	21
Cefotiam	65	20	121	23	102	28	128	13	31	26	199	19
Cefotaxim	65	17	120	13	102	20	127	6	30	20	199	11
Cefoperazon	60	5	110	8	92	11	116	3	28	14	180	6
Lamoxactam	65	17	120	16	102	24	127	6	30	13	199	14
Gentamicin	65	22	120	25	101	32	128	11	31	22	198	18
Trimethoprim	65	23	121	22	102	26	128	15	31	29	199	18
Nitrofurantoin	56	34	111	37	92	40	118	27	30	47	180	31

samten Kollektiv und in den einzelnen Krankheitsgruppen, so ergeben sich bei den Chemotherapeutika 3 Gruppen:

Gruppe I: Ampicillin, Cephalotin, Nitrofurantoin
Gruppe II: Cefuroxim, Cefoxitin, Cefotiam, Trimethoprim, Gentamicin
Gruppe III: Mezlocillin, Azlocillin, Piperacillin
            Cefotaxim, Cefoperazon, Latamoxef

Gruppe I zeigt insgesamt und in den einzelnen Gruppen so hohe Resistenzquoten, daß sie für eine kalkulierte Therapie bei urologischen Patienten nicht mehr in Frage kommt. Dies trifft nicht auf die spezielle Gruppe der akuten, unkomplizierten Zystitis bei Frauen zu, ein Krankheitsbild, bei dem praktisch nur E. coli, Proteus mirabilis und Staphylokokken als ursächliche Erreger gefunden werden und das sowohl mit oralen Aminopenicillinen, z. B. Amoxicillin und Bacampicillin, mit oralen Cephalosporinen, Trimethoprim/Tetroxoprim-Sulfonamid-Kombinationen oder Nitrofurantoin erfolgreich behandelt werden kann. Bei den 242 untersuchten Patienten waren jedoch nur 6 Patientinnen mit akuter Zystitis vertreten.

Bei sonstigen unkomplizierten HWI können, falls eine Mißerfolgsrate bis etwa 10% akzeptiert wird, die Antibiotika der Gruppe II noch gegeben werden. Bei klinisch-schwerem Verlauf sollte man auch hier die Antibiotika der Gruppe III zuerst einsetzen (Resistenzrate 5–7%). Bei komplizierten HWI sind nur Antibiotika der Gruppe III zum Ersteinsatz zu empfehlen. Hier reichen die Resistenzraten von Cefoperazon (7%) über die Azylaminopenicilline (11–12%) bis zu Cefotaxim (14%) und Latamoxef (16%).

Kumulative minimale Hemmkonzentrationen von 6 Cephalosporinen gegenüber dem gesamten Spektrum von 400 Isolaten (Abb. 1–5) aus den Urologischen Kliniken Straubing und Treuchtlingen zeigen, daß sich die Sensibilitätslage des Erregerkollektivs gegenüber den Penicillinen eher verbessert hat (Tabelle 7). Dies ist darauf zurückzuführen, daß jetzt in den Kliniken ein höherer Anteil an Staphylokokken gefunden wurde, ohne daß sich eine Zunahme gramnegativer „Problemkeime" nachweisen ließ. Die Untersuchungen zeigen, daß durch Kombination mit einem β-Lactamase-Blocker (Clavulansäure) die Aktivität von Amoxicillin und Ticarcillin um etwa 1 bis 2 Stufen verbessert werden konnte (Aktivitätszunahme besonders bei Staphylokokken und Klebsiellen). Über die höchste Aktivität gegenüber dem Gesamtspektrum verfügen jedoch die modernen Acylaminopenicilline. Temocillin, das gegenüber gramnegativen Erregern sehr aktiv ist, sollte nur bei Kenntnis der Erregerart zur Anwendung kommen.

Die hier aufgeführten Penicilline haben bis auf Temocillin, das über eine Halbwertszeit von etwa 4–5 Stunden verfügt, relativ kurze Halbwertzeiten, die alle bei etwa einer Stunde liegen. Von diesen Penicillinen verfügen nur Apalcillin und Temocillin über hohe (=80%) Eiweißbindungsraten. Die Hauptausscheidung der Penicilline erfolgt in der Regel über die Nieren. Die anteilig größten biliären Ausscheidungsraten weisen in absteigender Reihe folgende Penicilline auf:

Apalcillin (40–50%), Mezlocillin (25–30%),
Piperacillin (6–10%) und Azlocillin (ca. 8%) [17].

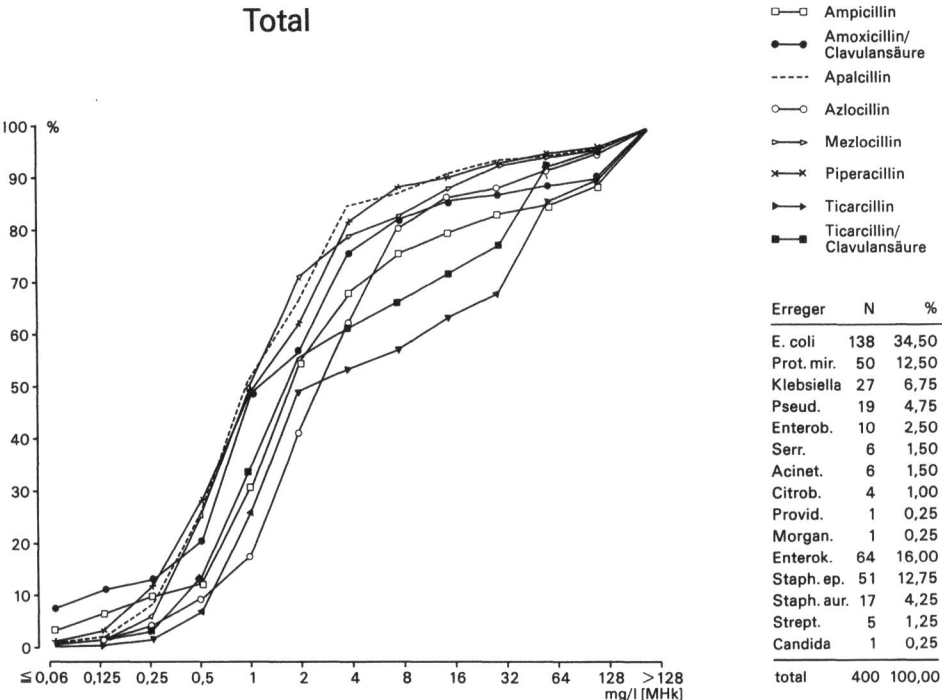

Abb. 1. Kumulative (%) minimale Hemmkonzentrationen (*MHK*) von sechs Penicillinen und zwei Kombinationen gegenüber dem gesamten Spektrum von 400 Isolaten, angezüchtet aus dem Urin von 400 urologischen Patienten mit komplizierten Harnwegsinfektionen. Bei den Kombinationen wurde die Clavulansäurekonzentration mit 2,5 mg/l konstant gehalten

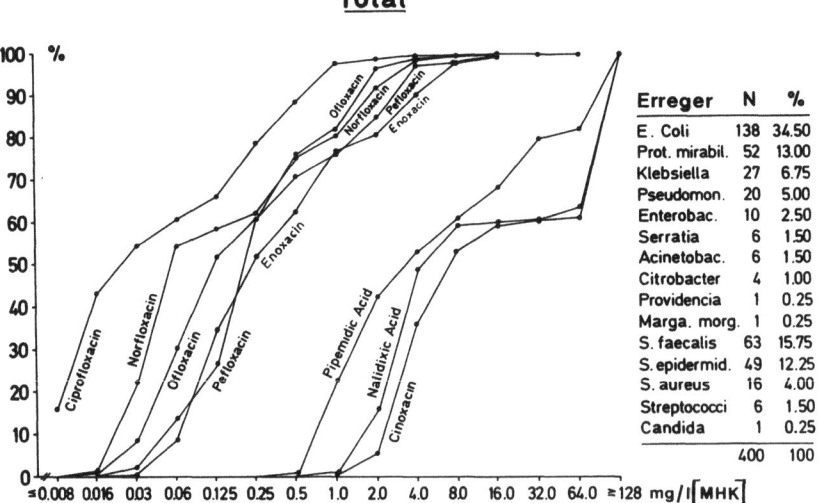

Abb. 2. Kumulative (%) minimale Hemmkonzentrationen (*MHK*) von fünf neueren und drei älteren „Gyrasehemmern" gegenüber dem gesamten Spektrum von 400 Isolaten, angezüchtet aus dem Urin von 400 urologischen Patienten mit komplizierten Harnwegsinfektionen

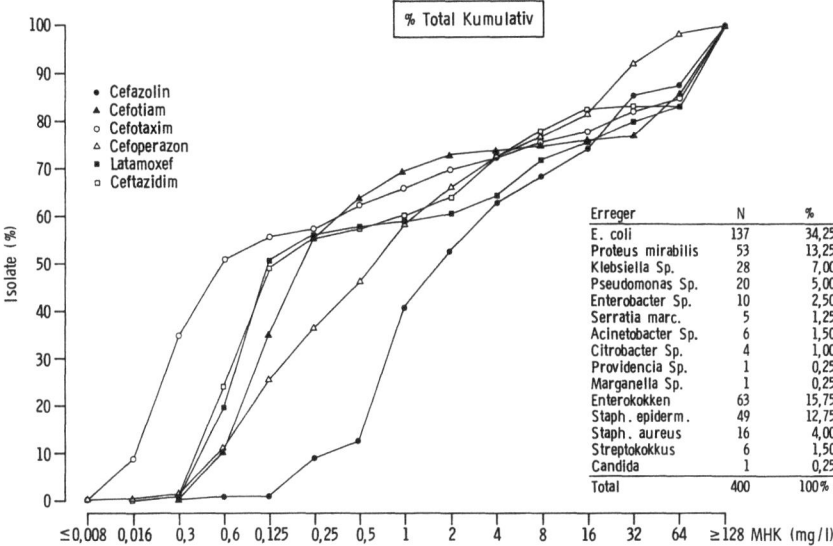

The legend inside figure 3:

- Cefazolin
- Cefotiam
- Cefotaxim
- Cefoperazon
- Latamoxef
- Ceftazidim

Erreger	N	%
E. coli	137	34,25
Proteus mirabilis	53	13,25
Klebsiella Sp.	28	7,00
Pseudomonas Sp.	20	5,00
Enterobacter Sp.	10	2,50
Serratia marc.	5	1,25
Acinetobacter Sp.	6	1,50
Citrobacter Sp.	4	1,00
Providencia Sp.	1	0,25
Marganella Sp.	1	0,25
Enterokokken	63	15,75
Staph. epiderm.	49	12,75
Staph. aureus	16	4,00
Streptokokkus	6	1,50
Candida	1	0,25
Total	400	100%

Abb. 3. Kumulative (%) minimale Hemmkonzentrationen (*MHK*) von sechs Cephalosporinen gegenüber dem gesamten Spektrum von 400 Isolaten, angezüchtet aus dem Urin von 400 urologischen Patienten mit komplizierten Harnwegsinfektionen

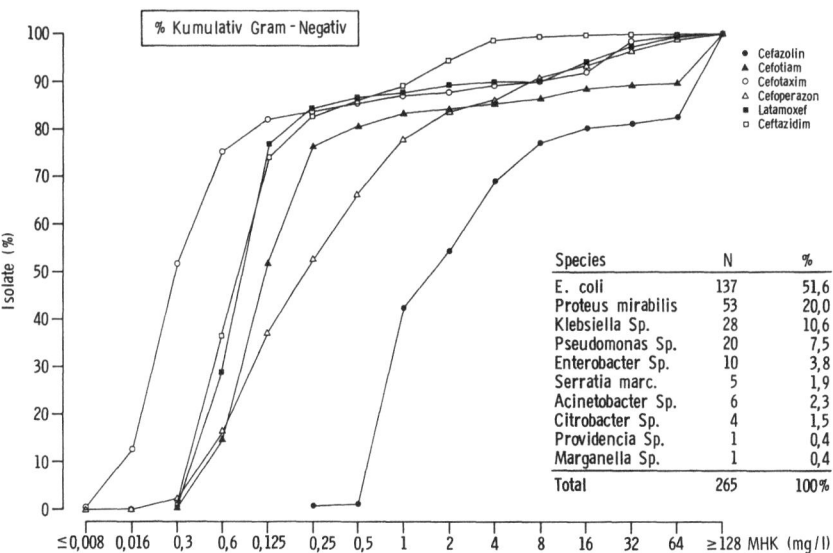

The legend inside figure 4:

- Cefazolin
- Cefotiam
- Cefotaxim
- Cefoperazon
- Latamoxef
- Ceftazidim

Species	N	%
E. coli	137	51,6
Proteus mirabilis	53	20,0
Klebsiella Sp.	28	10,6
Pseudomonas Sp.	20	7,5
Enterobacter Sp.	10	3,8
Serratia marc.	5	1,9
Acinetobacter Sp.	6	2,3
Citrobacter Sp.	4	1,5
Providencia Sp.	1	0,4
Marganella Sp.	1	0,4
Total	265	100%

Abb. 4. Kumulative (%) minimale Hemmkonzentrationen (*MHK*) von sechs Cephalosporinen gegenüber 265 gramnegativen Isolaten von 265 urologischen Patienten mit komplizierten Harnwegsinfektionen

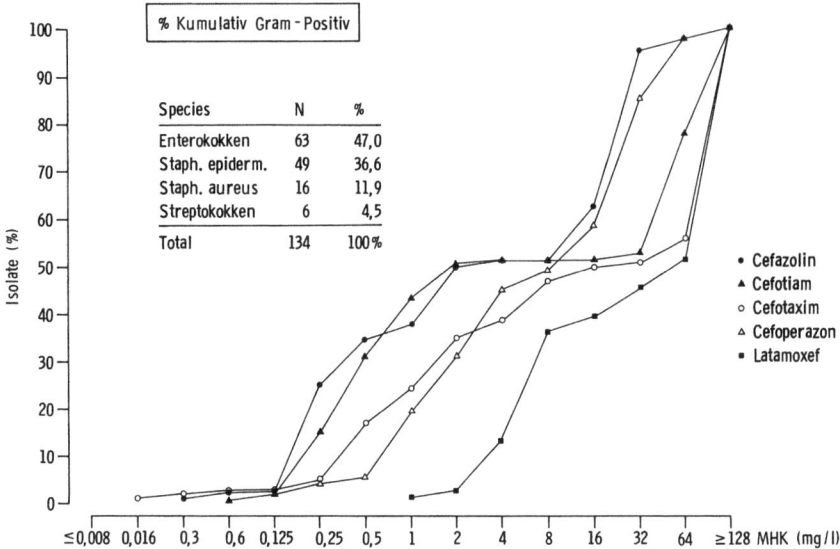

Abb. 5. Kumulative (%) minimale Hemmkonzentrationen (*MHK*) von 5 Cephalosporinen gegenüber 134 grampositiven Isolaten von 134 urologischen Patienten mit komplizierten Harnwegsinfektionen

Tabelle 7. Sensibilität der Erreger in Prozent der Gesamtisolate bei Harnwegsinfektionen

Penicillin	MHK		MHK	
	(mcg/ml)	1979/80	(mcg/ml)	1983
Ampicillin	≤ 8	62	≤ 8	76,3
Ticarcillin		–	≤ 64	86,0
Mezlocillin	≤ 32	89	≤ 32	93,3
Azlocillin	≤ 64	90	≤ 64	92,5
Piperacillin	≤ 64	90	≤ 32	94,5
Apalcillin		–	≤ 16	94,3
Kombinationen:				
Amox/Clav.		–	≤ 8	84,3
Ticarc./Clav.		–	≤ 64	93,0
Anzahl der Isolate		242		400

Die Untersuchungen mit den „Gyrasehemmern" (Abb. 2) ergaben eine Spektrumserweiterung und deutlich höhere Aktivität der modernen Chemotherapeutika gegenüber den älteren (Pipemidsäure, Cinoxacin, Nalidixinsäure). Gegenüber dem Gesamtkollektiv der Erreger verfügt Ciprofloxacin über die höchste Aktivität. Für die Therapie mit den modernen Gyrasehemmern sollten neben der antibakteriellen Aktivität auch die Unterschiede im pharmakokinetischen Verhalten berücksichtigt werden: Nach oraler Gabe wird Norfloxacin aus dem Gastrointestinaltrakt zu 35,7–40% resorbiert. Der maximale Plasmaspiegel ist ein bis zwei Stunden nach Applikation erreicht.

In eigenen Untersuchungen betrug nach Gabe von 800 mg Norfloxacin die maximale Plasmakonzentration im Mittel bei Patienten (n = 10) 1,9 mg/l [23, 24]. Die biologische Plasma-Halbwertszeit ist dosisunabhängig und liegt bei etwa 4 Stunden. Bei anurischen Patienten ist sie deutlich verlängert.

Norfoxacin wird renal sowie biliär ausgeschieden. Nach Gabe von 800 mg erreicht die Konzentration im 24-Stunden-Sammelurin bei Patienten (n = 9) mittlere Werte von 93 mg/l.

Ciprofloxacin wird nach oraler Gabe gut resorbiert. Bei Gesunden werden etwa 30–35% innerhalb von 24 Stunden als Muttersubstanz im Urin ausgeschieden. Zusätzlich findet man im Urin etwa 22% als Metaboliten, deren antibakterielle Aktivität im Vergleich zur Muttersubstanz deutlich geringer ist.

Etwa 1,5 Stunden nach oraler Gabe von 500 mg werden bei Patienten (n = 10) im Mittel maximale Plasmakonzentrationen von 1,96 mg/l erreicht [23, 24). Die mittleren Konzentrationen im 24-Stunden-Sammelurin (n = 10) betragen 77 mg/l. Die Halbwertszeit beträgt etwa 4 Stunden und die Proteinbindung 36%.

Ofloxacin wird fast vollständig resorbiert, und bei Gesunden werden über 90% der Muttersubstanz im Urin gefunden. Die Halbwertszeit von Ofloxacin liegt mit 6 Stunden über der Halbwertszeit von Norfloxacin und Ciprofloxacin [9].

Nach einer oralen Gabe von 400 mg werden bei Patienten (n = 10) im Mittel maximale Plasma-Konzentrationen von 5,5 mg/l erreicht. Die mittleren Konzentrationen im 24-Stunden-Sammelurin betrugen bei Patienten (n = 8) 119 mg/l [23, 24]. Die Eiweißbindung beträgt etwa 30%.

Enoxacin wird nach oraler Gabe ebenfalls gut resorbiert. Die Gesamtausscheidung im Urin beträgt etwa 60–70%. Dabei findet man etwa 15% als Metabolite, die eine geringere antibakterielle Aktivität als die Muttersubstanz aufweisen.

Die Halbwertszeit von Enoxacin beträgt etwa 6 Stunden. Bei Niereninsuffizienz (Kreatinin-Clearance < 20 ml/min) verlängert sie sich bis auf etwa 10 Stunden. Etwa 32% der Substanz sind an Serumeiweiß gebunden.

Nach oraler Gabe von 400 mg betragen die maximalen Plasmakonzentrationen bei Patienten (n = 4) im Mittel 4,2 mg/l. Die mittleren Konzentrationen im 24-Stunden-Sammelurin (n = 4) liegen bei 109 mg/l [28].

Pefloxacin wird nach oraler Gabe sehr gut und schnell resorbiert (über 90%). Die Proteinbindung beträgt ca. 20%. Die Halbwertszeit liegt mit 11–14 Stunden etwa dreimal so hoch wie die von Norfloxacin und Ciprofloxacin und etwa doppelt so hoch wie die von Ofloxacin und Enoxacin. Etwa 55% der applizierten Dosis werden mit dem Urin ausgeschieden, etwa 10% als Muttersubstanz, etwa 20% als Norfloxacin und etwa 25% als antibakteriell inaktive Metabolite. Die Wirksamkeit von Pefloxacin ist also zu einem Teil auf die antibakterielle Wirksamkeit der Muttersubstanz und zum anderen Teil auf die Wirksamkeit seines Metaboliten Norfloxacin zurückzuführen. Die älteren „Gyrasehemmer" sind nur gegenüber gramnegativen Erregern therapeutisch aktiv, so daß bei einem hohen Anteil auch von grampositiven Erregern (Staphylokokken und Enterokokken) eine „kalkulierte" Chemotherapie praktisch nicht in Frage kommt. Wenn auch im

Medium „Urin" die antibakterielle Aktivität herabgesetzt ist und dies offenbar bei den verschiedenen Vertretern dieser Chemotherapeutikagruppe in unterschiedlichem Grade erfolgt [41], so sind die hohen Urinkonzentrationen bei allen Vertretern dieser Gruppe auch für die Therapie komplizierter HWI bei sensiblen Erregern ausreichend.

Die Untersuchungen mit den parenteralen Cephalosporinen (Abb. 3–5) ergab eine hohe Aktivität der neueren Antibiotika gegenüber den gramnegativen Erregern, mit unterschiedlicher Aktivität gegenüber Staphylokokken und therapeutischer Unwirksamkeit gegenüber Enterokokken, die mit ca. 16% am Gesamtkollektiv vertreten waren. Die MHK müssen deshalb bei dieser Antibiotikagruppe nach grampositiven und gramnegativen Erregern getrennt aufgeführt werden (Abb. 4 u. 5). Antibakterielle Aktivität gegenüber Pseudomonas sp. zeigen in absteigender Reihenfolge nur folgende Cephalosporine: Ceftazidim, Cefsulodin und Cefoperazon.

Bei den Cephalosporinen sind ebenfalls pharmakokinetische Unterschiede zu berücksichtigen. Diese betreffen die Plasmahalbwertszeiten, den Ausscheidungsmodus und die Eiweißbindungsraten. Von den hier untersuchten Antibiotika verfügen Cefotiam, Cefotaxim und Cefmenoxim über die kürzesten Halbwertszeiten von etwa einer Stunde. Die Halbwertszeiten von Cefazolin, Cefoperazon, Latamoxef, Ceftazidim und von dem Monobactam, Aztreonam, betragen etwa zwei Stunden. Die Halbwertszeit von Cefotetan liegt bei etwa drei Stunden und die von Ceftriaxon bei etwa acht Stunden. Die Hauptausscheidung erfolgt bei diesen Antibiotika in der Regel über die Nieren. Nur Cefoperazon und Ceftriaxon, die über Eiweißbindungsraten von über 80% verfügen, werden etwa 40% (Cefoperazon) bzw. 35% (Ceftriaxon) der Dosis auch biliär ausgeschieden [44].

Klinische Ergebnisse bei der Therapie von Harnwegsinfektionen

Unkomplizierte Harnwegsinfektionen

Die Therapie unkomplizierter HWI ist in der Regel unproblematisch. Es werden Erfolgsraten zwischen 80–90% erreicht. Zahlreiche Autoren konnten zeigen, daß die Kurzzeittherapie bis zu 3 Tagen [8, 16] und die Einzeittherapie [1, 2, 4–6, 37, 39, 40] gleich gute Ergebnisse ergibt, wie die Therapie mit konventioneller Dauer über 5–7–10 Tage. Zur oralen Einmaltherapie wurden dabei am häufigsten Amoxicillin 3 g (1,5–6 g) und Trimethoprim-(TMP)-Sulfamethoxazol (SMZ) in einer Dosierung von TMP 320 mg (160–480 mg) und SMZ 1 600 mg (800–2 400 mg) entspricht 2 (1–3) Tabletten forte, verabreicht. Harbord und Gruneberg [13] fanden keinen Unterschied, ob TMP allein (400 mg), TMP/SMZ (320/1 600 mg) oder Amoxicillin (3 g) eingesetzt wurden. Bei der parenteralen Therapie kamen Cephalosporine i. v., z. B. 1 g Cefotaxim [14], oder Aminoglykoside i. m., z. B. Gentamicin 1,5 mg/kg [15] oder Netilmicin 300 mg [33] zur Anwendung. In zwei eigenen Untersuchungen in Zusammenarbeit mit niedergelassenen Urologen und Allgemeinärzten wurden prospektiv randomisiert in der ersten Studie 39 Patientinnen mit 1 g Cefotaxim i. v. (bakteriol. Erfolg 90%) oder 1 g Cotrimazin oral (bakteriol. Erfolg 73%) bzw. in der zweiten Studie 28 Patientinnen mit 100 mg

Ofloxacin oral (bakteriol. Erfolg 89%) oder 1 g Cotrimazin oral (bakteriol. Erfolg 82%) behandelt. Die Unterschiede waren statistisch nicht signifikant (p > 0,05). Im Kollektiv der zweiten Studie fanden wir bei 12% der Patientinnen im Urin antikörperbeladene Bakterien [29, 45].

Die guten Ergebnisse der Kurz- bzw. Einzeittherapie mit Erfolgsraten zwischen 80 und 90% werfen dennoch drei Fragen auf:

1. Können mit einer unspezifischen Therapie (Tee, Wärme etc.) möglicherweise gleich gute Ergebnisse erzielt werden?

Vergleichsuntersuchungen zwischen Chemotherapie und ungezielten Therapieformen sowie Verlaufsbeobachtungen zeigen, daß die Spontanheilungsrate von unkomplizierten Harnwegsinfektionen zwar sehr hoch anzusetzen ist, daß aber keineswegs mit der ungezielten Therapie ähnlich rasche und hohe Erfolgsraten zu erzielen sind. Stamm et al. [45] erzielten bei Patientinnen mit akutem „Urethralsyndrom" durch Placebogabe nur bei 15 von 30 Patientinnen Beschwerdefreiheit, aber bei 28 von 32 Patientinnen, wenn eine Therapie mit Doxycyclin durchgeführt wurde. Rugendorff et al. [38] konnten bei Patientinnen mit akuter Harnwegsinfektion, die entweder mit Tee oder einem oralen Cephalosporin (CGP 9000) 2 × tägl. 1 g behandelt wurden, bereits nach 3 Tagen zeigen, daß die chemotherapierte Gruppe signifikant bessere Ergebnisse in bezug auf Beschwerdefreiheit, Reduktion bzw. Verschwinden der Bakteriurie, Proteinurie, Leukozyt- und Erythrozyturie aufwies. Redjeb et al. [34] wiesen nach, daß bereits minimale Antibiotikagaben (10 mg Ampicillin verteilt auf 3 Tagesdosen) in Verbindung mit reichlicher Flüssigkeitszufuhr in der Lage sind, bei 80% der Patientinnen mit unkomplizierten Harnwegsinfektionen die Pyurie und Bakteriurie zu beseitigen, wohingegen die Patienten, die nur reichlich Flüssigkeit zu sich nahmen, keine Keimzahl- und Leukozytenzahlreduktionen im Urin aufwiesen.

2. Wann ist mit Therapieversagern zu rechnen?

Obwohl die Kurz- bzw. Einzeittherapie bei unkomplizierten Harnwegsinfektionen in etwa 80–90% erfolgreich ist und große Vorteile aufweist (bessere Mitarbeit der Patienten, geringere Nebenwirkungen, niedrigere Kosten, Resistenzentwicklung weniger wahrscheinlich), muß bei etwa 10–20% der Patienten mit Therapieversagern gerechnet werden. Einige Autoren [5, 10, 36] konnten nachweisen, daß beim Versagen der Einmaltherapie mit einer erhöhten Inzidenz von pathologischen Ausscheidungsurogrammen zu rechnen ist. Wertet man eine Bakteriurie mit Antikörperbeladenen Bakterien (ACB = antibody coated bacteria) als Grad für die Gewebsinvasion [35], so konnten mehrere Autoren [15, 33, 37] zeigen, daß bei ACB-positiver Bakteriurie nur bei etwa einem Drittel der Patienten mit einer erfolgreichen Einmaltherapie zu rechnen ist. Daraus wurde der Schluß gezogen, daß beim Versagen der Einmaltherapie mit einer Parenchymbeteiligung zu rechnen und eine konventionelle Therapiedauer notwendig ist. Bei diesen Patienten war die 7- bis 10-Tage-Therapie wesentlich erfolgreicher [37]. Nicht alle Autoren konnten diese Ergebnisse so klar bestätigen. Dies liegt wohl daran, daß dieser Test unterschiedlich interpretiert wird und der Ausfall der Reaktion im Verlaufe einer Erkrankung nicht konstant sein muß, worauf Naumann et al. [30] hingewiesen haben. Zudem fanden Irvani et al. [16], unabhängig vom

Reaktionsausfall des ACB-Testes gleich gute Ergebnisse, wenn Patientinnen mit unkomplizierten Harnwegsinfektionen 3 Tage oder 10 Tage behandelt wurden. Dies führte zu der Empfehlung [18], daß eine Therapiedauer von drei Tagen bei unkomplizierten Harnwegsinfektionen einen guten Kompromiß darstellt, wenn die Art der Infektion nicht genauer definiert werden kann. Nach Stille [43] sollten die Patienten aus praktikablen Gründen nach „Responder" oder „Non-Responder" eingeteilt werden. Dazu ist in jedem Fall eine frühe Kontrolle des Behandlungsergebnisses etwa nach einer Woche erforderlich. Aufgrund der bisherigen Erfahrungen sollte also immer dann *keine* Einmaltherapie durchgeführt werden, wenn eine komplizierte Harnwegsinfektion vorliegt oder mit einer Parenchymbeteiligung (Niere, Prostata) zu rechnen ist, wenn ein frühes Rezidiv (Non-Responder) aufgetreten ist oder wenn der weitere Verlauf des Patienten nicht sicher kontrolliert werden kann.

Das in Abb. 6 vorgeschlagene Schema (modifiziert nach Baily, 1981, 1983) zur Behandlung unkomplizierter Harnwegsinfektionen berücksichtigt die wesentlichen Punkte und hat sich auch bei uns bewährt.

3. Wie behandelt man Rezidive?

Ein Frührezidiv tritt meistens dann auf, wenn der ursprüngliche Erreger bzw. Infektionsherd nicht vollständig beseitigt werden konnte. Diese Patienten bedürfen einer weitergehenden Abklärung und Therapie. Bei später auftretenden Rezidiven handelt es sich in etwa 80% der Fälle um Reinfektionen. Die Therapie richtet sich nach der Häufigkeit und dem zeitlichen Abstand der Rezidive.

Falls die Rezidive nur etwa 3- bis 4mal pro Jahr auftreten und die Einmaltherapie erfolgreich war, können damit auch die Rezidive therapiert werden. Treten die Rezidive in kürzeren zeitlichen Abständen auf, dann kommt eine Reinfektionsprophylaxe über einen Zeitraum von ¼ bis ½–1 Jahr in Frage. Ob man dafür

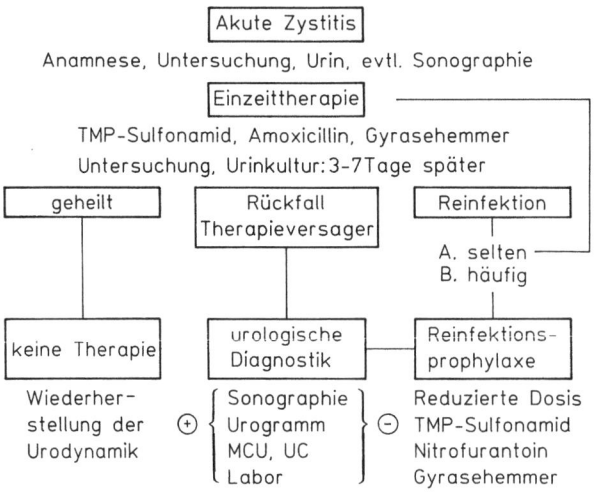

Abb. 6. Schema zur Einmaltherapie und Reinfektionsprophylaxe der akuten bakteriellen Zystitis der Frau

Medikamente bzw. Verfahren wählt, die nur „hohlraumwirksam" sind, z. B. Nitrofurantoin oder Harndesinficientien, oder ob die Medikamente daneben auch über wirksame antibakterielle Spiegel im Urethral- und Vaginalsekret verfügen oder Verfahren zur Anwendung kommen, mit deren Hilfe das Keimreservoir im Periurethralbereich und in der Dammgegend durch regelmäßige Waschungen (z. B. Polyvidon-Jod) klein gehalten wird, spielt für den Erfolg keine Rolle [7]. Die Dosierung sollte bei der Reinfektionsprophylaxe herabgesetzt werden: Trimethoprim allein (50–100 mg) oder in Kombination mit Sulfonamiden, Nitrofurantoin (50 mg), Cinoxacin (500 mg) etc. Die Medikamenteinnahme sollte abends vor dem Schlafengehen erfolgen. Nachdem rezidivierende Cystitiden häufig bei Frauen im geschlechtsaktiven Alter auftreten und nach Pfau et al. [32] bei 82% der Patientinnen die Rezidive innerhalb von 24 Stunden und bei 16% innerhalb von 48 Stunden nach dem Geschlechtsverkehr auftreten, kann nach diesen Autoren eine wirksame Prophylaxe auch damit erreicht werden, daß die Patientinnen jeweils nach einem Verkehr die entsprechenden Medikamente zur Reinfektionsprophylaxe einnehmen (TMP/SMZ, Nitrofurantoin oder dgl.). Unabhängig von der Prophylaxeart muß man aber damit rechnen, daß nach Absetzen der Prophylaxe Rezidive wieder auftreten können, auch wenn zuvor sorgfältig alle komplizierenden Faktoren im Bereich der Harnwege ausgeschlossen bzw. behandelt worden sind.

In jedem Fall sind auch bei der Reinfektionsprophylaxe regelmäßige Kontrolluntersuchungen (z. B. alle 4–6 Wochen ohne vorheriges Absetzen der Chemotherapeutika) erforderlich, da die Medikation beendet oder gewechselt werden sollte, wenn trotz Prophylaxe eine Bakteriurie mit sensiblen oder resistenten Erregern nachweisbar ist.

Komplizierte Harnwegsinfektionen

Bei testkonformer Chemotherapie komplizierter HWI können zwar auch während und unmittelbar nach der Therapie die ursächlichen Erreger meistens beseitigt werden. Man muß aber in hohem Grade mit Rezidiven rechnen, die bereits wenige Wochen nach der Therapie auftreten können. Die Beseitigung der Erreger und die endgültigen Heilungsraten hängen im wesentlichen davon ab, ob die komplizierenden Faktoren im Bereich der Harnwege (z. B. Steine, Tumoren etc.) erfolgreich therapiert und die ungestörte Urodynamik wieder hergestellt werden kann. Trotzdem können auch nach guten Operationserfolgen chronische Bakteriurien bestehen bleiben. So fand Grabe [12] bei seinen Untersuchungen bis zu 3 Jahren nach transurethraler Resektion der Prostata bei etwa einem Viertel der Patienten, die bereits vor der Operation eine HWI hatten, trotz Chemotherapie eine chronische Bakteriurie, die z. T. auch mit klinischen Symptomen einherging, obwohl die urodynamischen Parameter zufriedenstellend waren. Die Geschwindigkeit der Bakterizide zu Beginn der Behandlung [20, 23] oder die Anwesenheit antikörperbeladener Bakterien im Urin [24] haben keine prognostische Bedeutung für den endgültigen Therapieerfolg komplizierter HWI. Eigene Therapieergebnisse bei kompliziertem HWI mit parenteralen Cephalosporinen, Penicillinen, Aztreonam, Thienamycin und oralen Gyrasehemmern, veranschaulichen die Dis-

Tabelle 8. Therapieergebnisse bei Patienten mit komplizierten Harnwegsinfektionen bei Anwendung verschiedener Antibiotika. [Vergleichsstudie. Die Beurteilung „Beseitigung der ursprünglichen Erreger" erfolgt während und bis zu einer Woche nach der Therapie. Als „Heilung" wird die Beseitigung der Harnwegsinfektionen bis einschließlich der Nachuntersuchung (W-Wochen, T-Tage) gewertet

Antibiotikum	Anzahl der Patienten	Tagesdosierung (g)	Dosen pro Tag	Mittlere Therapiedauer (Tagen)	Beseitigg. d. urspr. Erreger %	Nachuntersuchung W/T	Heilung %
Piperacillin	20	8	2	7	80	1– 4 W	41
Apalcillin	20	6	2	7	65	1– 4 W	28
Mezlocillin	31	15	3	10	74	1– 4 W	45
Latamoxef	33	2	2	11	85	1– 4 W	35
Ceftazidim	35	4	2	8	97	1– 4 W	33
Cefotetan	23	2	2	7	96	1– 3 W	39
Ceftizoxim	21	2	1	7	95	7–11 T	67
Ceftriaxon	21	2	1	7	100	7–11 T	67
Cefotaxim	20	2	2	7	85	1– 4 W	28
Aztreonam	20	2	2	7	79	1– 4 W	20
Fosfomycin	28	15	3	10	96	1– 3 W	63
Imipenem	20	1,5/1,5	3	7	100	7–10 T	53
Norfloxacin	30	0,8	1	7	97	7– 8 T / 3– 6 W	89 / 54
Ciprofloxacin	30	0,5	1	7	97	6– 9 T / 3– 6 W	72 / 60
Enoxacin	28	0,4	2	7	96	1– 2 W	68

krepanz zwischen der Möglichkeit, die ursächlichen Erreger zunächst beseitigen zu können und den endgültigen Therapieerfolgen (Tabelle 8).

Eine Analyse von insgesamt 28 prospektiv-randomisierten Vergleichsstudien anderer Autoren von jeweils 2 parenteralen Cephalosporinen [21] bzw. 2 Penicillinen oder Penicillinen im Vergleich mit anderen Antibiotika [25] ergab im wesentlichen, daß mit allen Antibiotika etwa gleich gute Ergebnisse erzielt werden können, falls die ursprünglichen Erreger gegenüber den Antibiotika sensibel sind. Mit einer definitiven Heilungsrate kann man aber nur in weniger als der Hälfte der Fälle rechnen. Studien, bei denen entsprechend den Richtlinien des japanischen Komitees für Harnwegsinfektionen [31] die Einteilung in eine Therapiegruppe nur nach dem Vorhandensein einer Bakteriurie und Leukozyturie vorgenommen wird, ohne vorheriger Berücksichtigung der Erregerempfindlichkeit, zeigen auf der anderen Seite, daß bei dieser Art von „Blindtherapie" die neueren Antibiotika, die in der Regel über ein breites Spektrum verfügen, den älteren häufig überlegen sind. Deshalb sollte, falls bei Therapiebeginn kein bakteriologisches Ergebnis mit Sensibilitätstestung vorliegt, bei komplizierten HWI das Antibiotikum gewählt werden, bei dem im jeweiligen Patientenkollektiv die niedrigste Resistenzrate zu erwarten ist („kalkulierte Chemotherapie").

Bei häufigen symptomatischen Rezidiven kann auch bei komplizierten HWI eine Reinfektionsprophylaxe erwogen werden. Während der Medikation kann man zwar die Morbidität senken, nach Absetzen der Reinfektionsprophylaxe werden aber wieder Rezidivraten erreicht, wie sie auch bei unbehandelten Patienten zu beobachten sind [11]. Ob durch diese Maßnahmen ein günstiger Einfluß auf die Nierenfunktion erreicht wird, konnte bisher nicht geklärt werden [19].

Zusammenfassung

Die antibakterielle Chemotherapie von Harnwegsinfektionen (HWI) ist in den letzten Jahren durch die Entwicklung zahlreicher Antibiotika und Chemotherapeutika bereichert worden. Das Erregerspektrum umfaßt bei unkomplizierten HWI nur wenige Arten: E. coli, Proteus mirabilis, Staphylokokken. Die Therapie ist in der Regel unproblematisch. Bei diesen Infektionen hat sich in den letzten Jahren die Einzeittherapie bewährt, wenn die Patientenauswahl und die Therapieregeln sorgfältig beachtet werden. Trotzdem muß in vielen Fällen mit Rezidiven gerechnet werden.

Bei komplizierten HWI treten zusätzlich verschiedene gramnegative Problemkeime und Enterokokken in Erscheinung. Bei testkonformer Chemotherapie können zwar meistens auch bei diesen Infektionen während und unmittelbar nach der Therapie die ursächlichen Erreger beseitigt werden. In hohem Grade treten aber Rezidive bereits wenige Wochen nach der Therapie wieder auf. Die endgültige Sanierung hängt im wesentlichen davon ab, ob die komplizierenden Faktoren im Bereich der Harnwege beseitigt und eine ungestörte Urodynamik wieder hergestellt werden kann.

Entsprechend dem Erregerspektrum weisen die meisten oralen Antibiotika, wie z. B. Aminopenicilline, Cephalosporine, Trimethoprim/Tetroxoprim-Sulfonamid-Kombinationen und die älteren „Gyrasehemmer", bereits Resistenzquoten auf, die sie für eine „kalkulierte" Chemotherapie nicht mehr geeignet erscheinen lassen. Deshalb sollten hier Acylaminopenicilline oder moderne Cephalosporine parenteral angewendet werden, falls eine Therapie eingeleitet werden muß, ohne daß die Ergebnisse einer bakteriologischen Untersuchung vorliegen.

Durch die Entwicklung neuer Gyrasehemmer mit höheren Aktivitäten und breiterem Spektrum, durch Kombinationen von oralen Aminopenicilline mit β-Lactamase-Blockern, (z. B. Clavulansäure, Sulbactam) oder mit Antibiotika, die besonders im gramnegativen (z. B. Pivmecillinam) wirken, sind auch orale Substanzen für diese Indikation wieder verfügbar geworden.

Literatur

1. Abbas AMA, Goel PK, Smaling AP, Davey A, Ancill RJ (1983) A comparative trial of amoxycillin 3 g bd and conventional amoxycillin therapy in the treatment of urinary tract infection in a general practice population. J Antimicrob Chemother 11:593–695
2. Asbach HW, Poggendorff G, Stryer J, Melekos M (1981) Orale Ultrakurzbehandlung bakterieller Harnwegsinfektionen mit Amoxicillin. Therapiewoche 31:7917–7922

3. Bailey RR (1981) Harnwegsinfektion-Behandlung mit antibiotischer Einzeldosis. Therapie-woche 31:7866–7871
4. Baily RR, Abbott GD (1976) Treatment of urinary-tract infections with a single dose of amoxycillin. N Heal Med J 84:324
5. Bailey RR, Abbott GD (1978) Treatment of urinary tract infection with a single dose of trimethoprim-sulfamethoxazole. Can Med Ass J 118:551–552
6. Brumfitt W, Hamilton JMT, Franklin INS, Anderson FM, Brown GM (1982) Conventional and two-dose amoxycillin treatment of bacteriuria in pregnancy and recurrent bacteriuria: a comparative study. J Antimicrob Chemother 10:239–248
7. Brumfitt W, Hamilton-Miller JMT, Gargan RA, Cooper J, Smith GW (1983) Long-term prophylaxis of urinary tract infections in women: comparative trial of trimethoprim, meth-enamine hippurate and topical povidone-iodine. J Urol 130:1110–1114
8. Charlton CAC, Crowther A, Davies JG, Dines J, Haward MWA, Mann PG, Rye S (1976) Three-day and ten-day chemotherapy for urinary tract infections in general practice. Brit Med J I:124–126
9. Dagrosa EE, Seeger K, Malerczyk V, Lameirè N (1984) Pharmakokinetik von Ofloxacin (HOE 280). Fortschr Antimikrob Antineopl Chemother 3:665–671
10. Fairly KF, Whitworth JA, Kincaid-Smith PS, Durman O (1978) Single-dose therapy in man-agement of urinary tract infection. Med J Aust 2:75–76
11. Freeman RB, McSmith WMF, Richardson JA, Hennelly PJ, Thurm RH, Urner Ch, Vaillan-court JA, Griep RJ, Bromer L (1975) Long-term therapy for chronic bacteriuria in men. U.S. public health service cooperative study. Ann Intern Med 83:133–147
12. Grabe M (1984) Short antibiotic courses in transurethrale prostatic resection. Scand J Urol Nephrol [Suppl] 78:1–65
13. Harbord RB, Grunberg RN (1981) Treatment of urinary tract infection with a single dose of amoxycillin, co-trimoxazole, or trimethoprim. Br Med J 283:1301–1302
14. Helm EB, Busch W, Herzog U, Schoeppe B, Stille W (1983) Einzeittherapie mit Cefotaxim bei akuten Harnwegsinfektionen. In: Stille W (Hrsg) Kurzzeittherapie von Harnwegsinfek-tionen. W Zuckschwerdt, München Bern Wien, S 93–101
15. Hussain Z, Burchardt P, Biernat V, Bürger H (1981) Einmaltherapie mit Gentamycin und gleichzeitige Lokalisation von Harnwegsinfektionen. Dtsch Med Wochenschr 106:1420–1423
16. Irvini A, Pryor ND, Richard GA (1983) Treatment of urinary tract infections with varying regiments of sultisoxazole. J Urol 130:484–487
17. Knothe H, Dette GA (Hrsg) (1984) Antibiotika in der Klinik. 2. erw Aufl. Aesopus, Zug
18. Kunin CM (1983) Editorial comment. J Urol 130:487
19. Loew H, Lison A, Samizadeh A, Losse H (1978) Langzeitverläufe bei persistierender Bak-teriurie. In: Porpaczy P (Hrsg) Internationales Symposium: Aktuelle Fragen zur Behandlung bakterieller Infektionen des Harntraktes. H. Egermann, Wien, S 89–93
20. Naber K (1983) Therapie komplizierter Harnwegsinfektionen mit Ceftizoxim im Vergleich zu Ceftriaxon. Z Antimikrob Antineopl Chemother 1:41–50
21. Naber K, Bauernfeind A (1982) Behandlung des komplizierten Harnwegsinfektes mit paren-teralen Cephalosporinen. Fortschr Antimikrob Antineopl Chemother 1:229–235
22. Naber KG, Timmler R (1983) Keimelimination durch Fosfomycin bei komplizierten Harn-wegsinfektionen. Therapiewoche 33:3300–3306
23. Naber KG, Bartosik-Wich B (1984a) Serum- und Urinkonzentrationen von Norfloxacin, Ciprofloxacin und Ofloxacin bei älteren urologischen Patienten. Fortschr Antimikrob An-tineopl Chemother 3:701–709
24. Naber K, Bartosik-Wich B (1984b) Therapie komplizierter Harnwegsinfektionen mit Nor-floxacin versus Ciprofloxacin. Fortschr Antimikrob Antineopl Chemother 3:749–758
25. Naber K, Wittenberger R (1985) Behandlung von Harnwegsinfektionen mit Penicillinen. Fortschr Antimikrob Antineopl Chemother (im Druck)
26. Naber K, Bauernfeind A, Dietlein G (1983a) Erregerspektrum bei Patienten mit Harnwegs-infektionen nach klinischen Aspekten. Münch Med Wochenschr 125:423–426
27. Naber K, Bauernfeind A, Dietlein G (1983b) Harnwegsinfektionen: Kalkulierte Chemothe-rapie in der Urologie. Umweltmedizin 6:23–25

28. Naber KG, Bartosik-Wich B, Gutzler F (1985) In-vitro activity, pharmacokinetics, clinical safety and therapeutic efficacy of enoxacin in the treatment of patients with complicated urinary tract infections. Infection (im Druck)
29. Naumann G, Nimmich E, Budde E, Straube E (1981) Zur Methodik des Nachweises antikörperbeladener Bakterien im Urin. Dtsch Med Wochenschr 106:1418–1419
30. Naumann G, Budde E, Nimmich W, Straube E, Falkenhagen U (1983) Verlaufsbeobachtungen zum Nachweis antikörperbeladener Bakterien im Urin bei Erwachsenen mit chronischer Pyelonephritis. Immunol Infekt 11:51–54
31. Ohkawa M, Tokunaga S, Shoda R et al. (1981) A double blind clinical trial of cefotaxime and cefazolin in complicated urinary tract infections. Chemotherapy (Tokyo) 29:9–29
32. Pfau A (1982) Effective prophylaxis of recurrent urinary tract infections in premenopausal women. Proc Int Soc Urol, p 84–85. San Francisco, Sept 5–10, 1982
33. Prát V, Horĉiĉková M, Matoušovic K, Liŝka M, Hnátek J, Milotová Z (1984) Single-dose treatment with netilmicin for different clinical forms of urinary tract infections. Infection 12:99–101
34. Redjeb SB, Slim A, Horchani A, Zmerelli S, Boujnah A, Lorian V (1982) Effects of ten milligrams of ampicillin per day on urinary tract infections: Antimicrob Agents Chemother 22:1084–1086
35. Riedasch G, Ritz E, Möhring K, Bommer J (1978) Antibody-coating of urinary bacteria: relation to site of infection and invasion of uroepithelium. Clin Nephrol 10:239
36. Ronald AR, Boutros P, Mourtada H (1976) Bacteriuria localization and response to single-dose therapy in women. J Am Med Ass 235:1854
37. Rubin RH, Fang LST, Jones SR, Munford RS, Slepack JM, Varga PA, Onheiber L, Hall CL, Tolkoff-Rubin NE (1980) Single-dose amoxicillin therapy for urinary tract infection. J Am Med Ass 244:561–564
38. Rugendorff EW, Naber K, Späth A, Stürmer K, Dietlein G, Ahrens Th (1984) Antibakterielle Behandlung von unkomplizierten Harnwegsinfektionen mit einem neuen Cephalosporin: Cefroxadin (CGP 9000). Therapiewoche 34:5101–5108
39. Russ GR, Mathew TH, Con A (1980) Single day or single dose treatment of urinary tract infection with co-trimoxazole. J Med 10:604–607
40. Savard Fenton M, Fenton BW, Reller LB, Lauter BA, Byyny RL (1982) Single-dose amoxicillin therapy with follow-up urine culture. Effective initial management for acute uncomplicated urinary tract infections. Am J Med 73:808–813
41. Shah PM, Ottnad-Walz M, Stille W (1983) In vitro activity of norfloxacin in synthetic media and human urine compared to that of cinnoxacin nalidixic acid and pipemidic acid. Meth Find Exp Clin Pharmacol 5:731–734
42. Stamm WE, Running K, Muckevitt M, Counts GW, Turck M, Holmes KK (1981) Treatment of the acute urethral syndrome. N Engl Med 304:956–958
43. Stille W (Hrsg) (1983) Kurzzeittherapie von Harnwegsinfektionen. W Zuckerschwerdt, München
44. Stöckel K (1982) Pharmakokinetik parenteraler Cephalosporine in Prüfphase III. (Cefmenoxin, Ceftazidim, Ceftizoxim, Cefotetan, Cefonicid, Ceforanid, Ceftriaxon). Fortschr Antimikrob Antineopl Chemother 1:105–113
45. Thomas V, Shelokov A, Forland M (1974) Antibody-coated bacteria in the urine and the site of urinary tract infection. N Engl J Med 290:588

Sachverzeichnis

Das Harnblasen- karzinom

Epidemiologie, Pathogenese, Früherkennung

Herausgeber: **K.-H. Bichler, R. Harzmann**

1984. 129 Abbildungen. XII, 237 Seiten
Gebunden DM 92,–. ISBN 3-540-13115-9

Das Buch gibt eine aktuelle Darstellung der auf dem Gebiet der Karzinogenese bzw. Früherkennung des Harnblasenkarzinoms gewonnenen Forschungsergebnisse. Der Band enthält Beiträge zur Methodik des Nachweises von Karzinogenen im Harn (Mutagenesetest) sowie über morphologische Untersuchungen (präinvasive Befunde des Urothelkarzinoms, Ultrastruktur des Urothels, multifaktorielle Mehrstufenkarzinogenese). Die Beiträge zur Zytologie (Automatisierung, Impulszytophotometrie und Immunzytologie), die Arbeiten zur Bedeutung der Glykosaminoglykane im Urin, die Bewertung von sogenannten Tumormarkern (CEA und TPA), der Nachweis von ABH-Antigenen sowie die Bedeutung von Cholesterinbestimmung im Urin u. a. geben den modernen Stand der Forschung in diesem onkologischen Bereich wieder und zeigen Ansatzpunkte für weitere Forschung. Die Publikation ist für alle an dem Problem der Karzinogenese bzw. Früherkennung des Harnblasenkarzinoms beteiligten Ärzte in Klinik und Forschung sowie für Statistiker von Interesse.

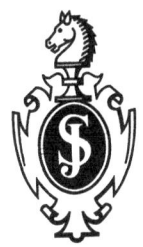

Springer-Verlag
Berlin
Heidelberg
New York
Tokyo

W. Leistenschneider, R. Nagel

Praxis der Prostatazytologie

Technik und Diagnostik

Geleitwort von G. Dhom

1984. 325 farbige und schwarz-weiße Abbildungen,
27 Tabellen. X, 227 Seiten
Gebunden DM 190,–. ISBN 3-540-13083-7

Inhaltsübersicht: Einleitung. – Technische Grundlagen der Aspirationsbiopsie. – Zytologisches Mikroskopieren. – Normalbefunde. – Atypien. – Nebenbefunde. – Artefakte. – Primäre Karzinomdiagnostik. – Grading des Prostatakarzinoms. – Therapiekontrolle durch Regressionsgrading. – Sarkome. – Sekundärtumoren der Prostata. – Zytologie der Prostatitis. – DNS-Zytophotometrie. – Ergebnisse der Zellkern-DNS-Analyse durch Einzelzell-Zytophotometrie beim Prostatakarzinom. – Literatur. – Sachverzeichnis.

Diese Monographie stellt alle für Klinik und Praxis relevanten Aspekte der Prostatazytologie dar, die heute bekannt und gesichert sind, und vermittelt die technischen Grundlagen zu ihrer Anwendung. Die Leistungsfähigkeit der Prostatazytologie wird hier eindrücklich nachgewiesen.

Ein entscheidender Vorteil des Buches liegt in der umfassenden Behandlung nicht nur der Primärdiagnostik, sondern auch der zytologischen Verlaufskontrolle des nicht operablen, fortgeschrittenen Prostatakarzinoms unter den verschiedenen Therapieformen. Diese Befunde werden hier zum ersten Male zusammenfassend publiziert.

Gleichfalls erstmalig in dieser Form sind die Veröffentlichung der Grundlagen und Ergebnisse der DNS-Zytophotometrie und die Ausführungen zum Thema Sekundärtumoren der Prostata.

Auch die in bisherigen Publikationen kaum berücksichtigten entzündlichen Erkrankungen der Prostata (Prostatitis) mit ihren zytomorphologisch recht unterschiedlichen Erscheinungsbildern werden eingehend beschrieben. Jeder Abschnitt enthält zudem neue, standardisierte Klassifikationen.

Der Band zeichnet sich durch die optimale Darstellung des sehr informativen und großenteils farbigen Bildmaterials aus.

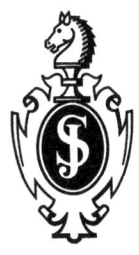

Springer-Verlag
Berlin
Heidelberg
New York
Tokyo

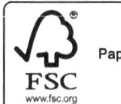